もの忘れ・認知症を防ぐ

ど忘れ解消トレーニング

漢字

編：『漢字塾』編集部

世界文化社

ど忘れ解消！　いきいき脳に生まれ変わるために！

近頃、ど忘れ・もの忘れが増えてきたと感じることはありませんか。もちろん気にはなるが、年のせいだからしかたない……と諦めているあなた。そのままにしておくと、あなたも〝認知症〟の宣告を受けることになるかもしれません。

厚生労働省によると、2025年には認知症および軽度認知症患者の推計が1300万人を超え、65歳以上の3人に1人が、認知症またはその予備軍となるそうです。今はまだ若くても、もう他人事《ひとごと》と言っている場合ではありません。

人は誰でも加齢とともに記憶力が衰えます。しかし、若々しい脳を保ち、元気に生活している高齢者がいることもまた事実です。認知機能低下や認知症の予防には、頭をしっかり使うこと、運動すること、野菜・魚が豊富なバランスのいい食事をとること、人とかかわることが大事だと考えられています。

その中で「頭をしっかり使うこと」に役立つのが、この『ど忘れ解消トレーニング　漢字』です。

ところで、日本に生まれ育った私たちにとって、慣れ親しんだ日本語ですが、正しい漢字を使いこなすのは、案外難しいものです。特に現代では、毎日の暮らしの中で文字を「書く」

ことが、めっきり減ってきました。携帯やスマホ・パソコンが「白筆」に取って代わったことも大きな要因でしょう。しかし、この「書く」作業そのものが、漢字の記憶の定着につながっているのです。本書の「書いて覚え、思い出して書く」という作業が、サビつき始めたあなたの脳の活性化に役立つことでしょう。

いくつになっても、脳は成長することが可能です。思い出すこと、覚えることの楽しさが、きっとあなたの脳を若返らせます。

この本の使い方

本書では漢字を使ったさまざまな問題を集めました。問題は全6章。できて当然の常識問題レベルから、漢字検定1級相当の超難問レベルまで、読み書き問題や漢字パズルなど、全921問を載せています。各問の解答は、すべて問題の次ページにあります。1ページずつ問題を解いたら、解答をチェックしてください。

ひと通り終えたら、日にちを空けて再び挑戦してみましょう。何度でも繰り返し記憶に刻むことで、あなたの漢字力・記憶力がよみがえって活性化していきますよ。

では早速、チャレンジして、〝いきいき脳〟に生まれ変わりましょう。

第2章　思い出せそうで思い出せない漢字編●全176問

初級

第3章

中級

覚えると教養が身につく漢字編●全117問

第4章

楽しみながら解ける漢字パズル編●全92問

中級～上級

第5章

使うのに読めない書けない漢字編●全200問

上級

第6章 上級～難問

手強いけど覚えたくなる難漢字編●全192問

●表記について

本書で使用している漢字は、主に平成22年内閣告示の常用漢字表に定められた文字です。また、一部では正字（旧字体）なども使用しております。

第1章

大人なら知ってて当然の常識問題編

小手調べ●全144問

第１章では、常用漢字をはじめ、日頃、よく見聞きする漢字を取り上げました。言ってみれば、読めて当たり前、書けて当然の漢字ばかりです。まずは、ど忘れ解消トレーニングのウォーミングアップとして、気楽に挑戦してみましょう。

※第1章は、144問あります。1問1点で自己採点して、159ページの自己採点表に記入してみましょう。

問題1

常用漢字の問題です。漢字の読みを答えてください。

1 乳母	5 読経	9 竹刀	13 日和
2 河岸	6 野良	10 鍛冶	14 最寄
3 猛者	7 相撲	11 玄人	15 築山
4 大和	8 尻尾	12 下手（ひらがな2文字で）	16 木綿

1 うば
母親の代わりに子どもに乳を飲ませたり世話をする女性のこと。

2 かし
「川の岸」の意味。魚市場や、飲食・遊びをする場所の意味も。

3 もさ
勇敢で力・技に優れ、盛んに活動する人。「柔道部の猛者」。

4 やまと
日本の旧称で現在の奈良県。「大和心」で日本人特有の心を表す。

5 どきょう
声に出してお経を読むこと。読誦《どくじゅ》ともいう。

6 のら
野や野原のこと。「放置された」の意味も。「野良犬」。

7 すもう
日本の国技。歴史は古く古墳時代の埴輪にも描写されている。

8 しっぽ
動物の尾や魚の尾びれのこと。また、細長いものの末端をさす。

9 しない
竹で作られた日本刀の代用品。江戸時代の剣客は自作していた。

10 かじ
金属を熱して打ち鍛え種々の道具を作ること。またその職人。

11 くろうと
一つの物事が熟練に達した人。「玄人も顔負けするほどの腕」。

12 へた
物事に巧みでないこと。拙劣であること。また、そのさま。

13 ひより
空模様。晴れて天気のよいこと。また、何かをするのによい天気。

14 もより
最も近いこと、近くにあること。「最寄駅」。

15 つきやま
庭園などに、土砂や石を用いて人工的につくられた山。

16 もめん
コットン・めん。「木綿豆腐」は型箱に綿を用いる。

問題2

常用漢字の問題です。漢字の読みを答えてください。

1 神楽

2 無精

3 山車

4 仲人

5 母屋

ひらがな3文字で

6 素人

7 解熱

8 相好

9 土産

10 寄席

11 稚児

12 居士

13 芝生

14 伝馬船

15 太刀

16 数珠

1 かぐら
日本の神事において神に奉納するための歌舞。宮中で行われる。

2 ぶしょう
何事にも精を出さないこと。怠けて面倒くさがること。

3 だし
祭事のときに引く装飾のついた車。関西では「だんじり」とも。

4 なこうど
人間関係の仲裁人のこと。特に結婚式の仲立ちをする人をさす。

5 おもや
敷地内にある屋敷の中で、主に家族が住む中心となる建物のこと。

6 しろうと
その道で必要な知識や技能、経験をもっていない人。未熟な人。

7 げねつ
病気などにかかり、異常に上昇した体温を下げること。

8 そうごう
顔つきや表情のこと。「愛犬を見て相好を崩す」。

9 みやげ
古くは「見上げ」。よく見て選び人に差し上げる品のこと。

10 よせ
落語・講談・漫才などの大衆芸能を興行する演芸場。

11 ちご
乳児・赤ん坊。祭礼で美しく着飾り参加する児童の意味も。

12 こじ
出家せず家庭で修行をする仏教徒。「(家に)居る士」。

13 しばふ
芝が一面に生えているところ。

14 てんません
荷物などを運ぶ木造の小型和船。艪《ろ》または櫂《かい》でこぐ。はしけ。

15 たち
刃を下向きに鞘《さや》に入れて、腰に差す長大な刀剣。短小のものは「刀」。

16 じゅず
百八つの玉を糸でつなぎ輪形にした法具。持ち主を守る厄除け。

問題3

常用漢字の問題です。漢字で書いてください。

1 さみだれ

2 かや

3 じゃり

4 ぞうり

5 とあみ

6 のりと

7 いぶき

8 はとば

9 さなえ

10 ゆくえ

11 あずき

12 なだれ

13 しらが

14 かぜ

15 さじき

16 たび

1 五月雨
陰暦5月頃に降り続く長雨のこと。陰暦5月は梅雨の時期。

2 蚊帳
寝るときに蚊を防ぐために、四隅を吊って寝床を覆う道具。

3 砂利
角が取れて丸くなった小石やその集まり。また、悪ガキの意味も。

4 草履
下駄よりも格式があり、改まった履物とされている。

5 投網
魚を捕るための網の一種で、円錐形の袋状。広範囲で魚を捕れる。

6 祝詞
神を祭り祈る際に、神に申し上げる言葉。「祝詞をあげる」。

7 息吹
呼吸。いきづかい。生気や活力があること。「春の息吹」。

8 波止場
港にある、波を防いで船を停泊させるための構造物。

9 早苗
苗代から田へ移し植える頃の若い苗。

10 行方
行った方向。今後の成り行き。「外交の行方を見守る」。

11 小豆
マメ科の一年草で種子は暗赤色。あん・赤飯などの材料になる。

12 雪崩
山の斜面に降り積もった雪が、一度に大量に崩れ落ちる現象。

13 白髪
色素がなくなって、白くなった髪。はくはつ。

14 風邪
呼吸器系の炎症のこと。主な原因はウイルスとされる。

15 桟敷
劇場・相撲場などで、土間より高く作った上等の見物席。

16 足袋
足の形に作った袋状の履き物。親指と他の指が分かれる形になる。

問題4

常用漢字の問題です。漢字で書いてください。

1 かわせ

2 しにせ

3 やおちょう

4 いくじ
○○○がない

5 すきや

6 とえはたえ

7 ざこ

8 わこうど

9 でこぼこ

10 ゆかた

11 かたず

12 めがね

13 しぐれ

14 まじめ

15 やよい

16 しゃみせん

1 為替
現金を送る代わりに、手形や小切手などで金銭を決済する方法。

2 老舗
先祖代々続いて繁栄し、有名になっている店。

3 八百長
事前に勝敗を約束し、そのとおりに勝負をつけること。

4 意気地
気力・意地。「意気地無し」は気力がなくて役立たずなこと。

5 数寄屋
茶席・勝手・水屋などが一棟に備わった、茶の湯のための建物。

6 十重二十重
幾重にも多く重なること。「十重二十重に取り囲む」。

7 雑魚
種々混じった小魚のこと。取るに足りない者のたとえ。

8 若人
若い人。若者。現代では集合的ニュアンスが強く若い人々をさす。

9 凸凹
物の表面が出っぱったり、へこんだりしていること。

10 浴衣
夏季や湯上がりなどに着る、木綿の単衣《ひとえ》の着物。

11 固唾
緊張して息をこらしているときに、口中にたまる唾のこと。

12 眼鏡
近視、遠視などの視力を調整するため、目にかける道具。

13 時雨
ひとしきり降って、さっと通り過ぎる雨のこと。

14 真面目
誠実で本気であること。まごころがこもっていること。

15 弥生
陰暦3月のこと。「弥」はいよいよ、「生」は生い茂るの意。

16 三味線
糸が3本の日本の弦楽器。数え方は「一棹《さお》」または「一挺《ちょう》（丁）」。

問題5

次の漢字に正しい送りがなをつけてください。

1 捕 つかまえる
2 省 かえりみる
3 危 あぶない
4 訪 おとずれる
5 幼 おさない
6 必 かならず
7 汗 あせばむ
8 柔 やわらかい
9 逆 さからう
10 食 くらう
11 産 うまれる
12 短 みじかい
13 費 ついやす
14 頼 たのもしい
15 恥 はずかしい
16 栄 さかえる

1 捕まえる
例 飛んできた蝶を捕まえる

2 省みる
例 我が身を省みて恥じる

3 危ない
例 危ない目に遭う

4 訪れる
例 やっと平和が訪れた

5 幼い
例 息子はまだ幼い

6 必ず
例 毎日必ず運動をする

7 汗ばむ
例 汗ばむ陽気だ

8 柔らかい
例 柔らかい物腰で話す

9 逆らう
例 親に逆らって家を出た

10 食らう
例 強烈なパンチを食らった

11 産まれる
例 子犬が4匹産まれる

12 短い
例 彼女は短い髪が似合う

13 費やす
例 歳月を費やして完成させる

14 頼もしい
例 頼もしい仲間を持った

15 恥ずかしい
例 成績が悪くて恥ずかしい

16 栄える
例 城下町として栄えた場所

問題6

次の漢字に正しい送りがなをつけてください。

1 脅 おどかす
2 嘲 あざける
3 羨 うらやむ
4 覆 くつがえす
5 和 なごやか
6 浮 うかぶ
7 報 むくいる
8 葬 ほうむる
9 愚 おろかしい
10 艶 なまめかしい
11 冷 ひやかす
12 損 そこなう
13 著 いちじるしい
14 憎 にくらしい
15 散 ちらかる
16 反 そらす

解答6

1 脅かす
例 刃物を向けて脅かす

2 嘲る
例 人の失敗を嘲る

3 羨む
例 誰もが羨むような人生

4 覆す
例 歴史を覆すような事件

5 和やか
例 和やかな雰囲気

6 浮かぶ
例 ボートが湖に浮かぶ

7 報いる
例 先生のご恩に報いる

8 葬る
例 真実を闇に葬る

9 愚かしい
例 愚かしい行動はやめろ

10 艶かしい
例 艶かしい目つきで見た

11 冷やかす
例 新婚夫婦を冷やかす

12 損なう
例 信頼を損なう言動

13 著しい
例 医療技術の著しい進歩

14 憎らしい
例 憎らしい口をきくな

15 散らかる
例 家の中が散らかる

16 反らす
例 上体を思いきり反らす

問題7

次の漢字に正しい送りがなをつけてください。

1 恐 おそらく
2 騒 さわがしい
3 承 うけたまわる
4 弄 もてあそぶ
5 施 ほどこす
6 懐 なつかしい
7 朗 ほがらか
8 妨 さまたげる
9 確 たしかめる
10 降 おりる
11 紛 まぎらわしい
12 健 すこやか
13 混 まじる
14 快 こころよい
15 誇 ほこらしい
16 揺 ゆらぐ

解答7

1 恐らく
例 明日は恐らく晴れるだろう

2 騒がしい
例 表通りが騒がしい

3 承る
例 ご用件を承りました

4 弄ぶ
例 人の気持ちを弄ぶ

5 施す
例 ちょっとした細工を施す

6 懐かしい
例 懐かしい友人に会う

7 朗らか
例 朗らかに笑う少女

8 妨げる
例 眩しい光が眠りを妨げる

9 確かめる
例 商品の寸法を確かめる

10 降りる
例 駅前でタクシーを降りる

11 紛らわしい
例 紛らわしいことは言わないでくれ

12 健やか
例 健やかに育ってくれるのが一番だ

13 混じる
例 飲料水に異物が混じる

14 快い
例 快い音色に気分がよくなる

15 誇らしい
例 弟のことを誇らしく思う

16 揺らぐ
例 突然の出来事に気持ちが揺らぐ

問題8

ニュース等で見聞きする言葉です。読みを答えてください。

1 定款
2 医療過誤
3 脆弱
4 批准
5 詐欺
6 素粒子
7 執行猶予
8 外交儀礼
9 処方箋
10 斟酌
11 情状酌量
12 皇室典範
13 瑕疵
14 名誉毀損
15 傀儡政権
16 骨粗鬆症

1 ていかん
私法人の目的・組織・業務などを定めた根本規則のこと。

2 いりょうかご
誤った治療や誤診など、医療上の過失で患者に損害を与えること。

3 ぜいじゃく
もろくて弱いこと。また、そのさま。「脆弱な地盤」。

4 ひじゅん
署名した条約に対し、当事国の国家として最終的同意を示す行為。

5 さぎ
他人をだまして金品を奪ったり、損害を与えたりすること。

6 そりゅうし
物質を構成する小さな単位のこと。陽子・中性子・電子など。

7 しっこうゆうよ
刑の執行を一定期間猶予し、問題なく過ごせれば刑を科さない制度。

8 がいこうぎれい
会談や式典など、国家間の外交で交わされる儀礼のこと。

9 しょほうせん
医師が患者に投与する薬について、薬剤師に与える指示書のこと。

10 しんしゃく
相手の事情や心情をくみとること。手加減、手ごころ。

11 じょうじょうしゃくりょう
刑事裁判で、同情すべき事情を考慮して刑罰を軽くすること。

12 こうしつてんぱん
皇位継承など、皇室に関する事項を定めた法律のこと。

13 かし
きず。欠点。法律上、本来あるべき要件や性質が欠けていること。

14 めいよきそん
他人の名誉や社会的評価を傷つけ、損害を与えること。

15 かいらいせいけん
形式的には独立しているが、実質的には他国に操られている政権。

16 こうそしょうしょう
老化などで、骨の形成組織がもろく折れやすくなった状態のこと。

問題9

ニュース等で見聞きする言葉です。漢字で書いてください。

1 もくひけん	5 きょうこうしゅだん	9 はんどうたい	13 いんぼう
2 こうそくりょく	6 ちつじょ	10 とばく	14 きせいかんわ
3 がいさんようきゅう	7 しさんとうけつ	11 いそんしょう	15 ちんじゅつしょ
4 しゅのうかいだん	8 もほうはん	12 こくせき	16 じゅんしてい

1 黙秘権
刑事責任を負うような、不利益な供述を強要されない権利。

2 拘束力
一定の行動を制限したり、強制したりする効力。

3 概算要求
国の予算編成に先立ち、各省庁が提出する予算見積もりの資料。

4 首脳会談
国際社会の問題協議のため、関係国の政府首脳が会談すること。

5 強硬手段
問題解決のために、無理矢理、力任せに物事を行うこと。

6 秩序
物事を行う際の正しい順序や筋道のこと。

7 資産凍結
国家が、資産の処分や移動を禁止・制限すること。

8 模倣犯
他人が起こした犯罪の手口をまねた犯罪。その犯人。

9 半導体
電気の伝導性が、導体と絶縁体の中間である物質のこと。

10 賭博
金銭や物品を賭けて、勝負を争う遊戯。ばくち。

11 依存症
何かに依存しないと、身体的・精神的に平常を保てない状態。

12 国籍
国家の一員として所属する資格。「二重国籍」。

13 陰謀
秘密裏に企むはかりごと。「陰謀を企てる」。

14 規制緩和
経済の活性化のために、認可・届け出などの規制を緩めること。

15 陳述書
民事訴訟における、意見・考え・事実などを記載した書面のこと。

16 巡視艇
海上保安庁が、基地周辺海域で、任務に従事する際の小型船舶。

第2章

思い出せそうで思い出せない漢字編

初級●全176問

第２章には、間違えやすい言葉を載せています。覚え間違いをしていないか、しっかりチェックしてください。また、四季折々の自然や、動植物などを表現した漢字も集めました。日本人として、きちんと読み書きできるようにしたいものです。

※第2章は、176問あります。1問1点で自己採点して、
159ページの自己採点表に記入してみましょう。

問題1

間違えやすい言葉です。正しいほうに○をつけてください。

1
□ 相槌を打つ
□ 合槌を打つ

2
□ 一攫千金
□ 一獲千金

3
□ 有頂点
□ 有頂天

4
□ 大見栄を切る
□ 大見得を切る

5
□ 崖っ縁
□ 崖っ淵

6
□ 気慨を示す
□ 気概を示す

7
□ 厚顔無知
□ 厚顔無恥

8
□ 御多分にもれず
□ 御他聞にもれず

9
□ 最好調
□ 最高潮

10
□ 社交辞令
□ 社交辞礼

11
□ 愁波を送る
□ 秋波を送る

12
□ 精根尽きる
□ 精魂尽きる

13
□ 切端詰まる
□ 切羽詰まる

14
□ 高をくくる
□ 多寡をくくる

15
□ 難波船
□ 難破船

16
□ 風光明媚
□ 風光明美

1 相槌を打つ
鍛冶職人が槌を打ち合うように、相手の話に調子を合わせること。

2 一攫千金
一度にたやすく大金をもうけること。「一獲千金」は当て字。

3 有頂天
仏教で色界の最上位の天。喜びで気分が舞い上がることをいう。

4 大見得を切る
「見得」は歌舞伎の動作。自信を誇示する大げさな態度をさす。

5 崖っ縁
崖の上の切り立った縁。追いつめられたぎりぎりの状態。

6 気概を示す
「気概」は困難を乗り越えて進もうとする、強い気性のこと。

7 厚顔無恥
字のとおり、厚かましくて恥知らずなこと。

8 御多分にもれず
「御多分」は世間一般。ほかと同様に、例外でないという意味。

9 最高潮
感情や状態が最も高まること。また、その場面。クライマックス。

10 社交辞令
世間づきあいを円滑にするための決まり文句。ほめ言葉が多い。

11 秋波を送る
女性が色目を使い関心をひくこと。「秋波」は美人の涼しい目元。

12 精根尽きる
精力と根気を使い果たして、すっかりなくなること。

13 切羽詰まる
困難が迫って身動きがとれないこと。「切羽」は刀の鍔《つば》にある板金。

14 高をくくる
安易に予測し、大したことはないと侮ること。「高」は数量のこと。

15 難破船
荒天や風波で破損・転覆、座礁した船のこと。

16 風光明媚
自然の景色が清らかで美しいこと。またそのさま。

間違えやすい言葉です。正しいほうに○をつけてください。

問題2

1
□一堂に会する
□一同に会する

2
□感嘆の夢
□邯鄲の夢

3
□快気炎
□怪気炎

4
□堪忍袋
□勘忍袋

5
□原状回復
□現状回復

6
□口答試問
□口頭試問

7
□孤立無縁
□孤立無援

8
□獅子身中の虫
□獅子心中の虫

9
□若干の不安
□弱冠の不安

10
□晴天の霹靂
□青天の霹靂

11
□大過なく
□大禍なく

12
□梨のつぶて
□無しのつぶて

13
□不響和音
□不協和音

14
□身の周り
□身の回り

15
□民俗芸能
□民族芸能

16
□万善の策
□万全の策

1 一堂に会する
同じ場所に集まること。「一堂」は同じ建物。

2 邯鄲《かんたん》の夢
人の世の栄枯盛衰は、はかないものであるということのたとえ。

3 怪気炎
調子がよすぎて、真実味がないように聞こえる盛んな意気込み。

4 堪忍袋
我慢のできる量を袋にたとえた語。「堪忍袋の緒が切れる」。

5 原状回復
ある事情の結果生じた現在の状態を、本来の状態に戻すこと。

6 口頭試問
質問・応答によって、学力や人物などを考査する方法。

7 孤立無援
仲間もなく、助けてくれる者が一人もいない状態のこと。

8 獅子身中の虫
獅子の体内に寄生して獅子を滅ぼす虫。恩を仇で返す者のこと。

9 若干の不安
多少の不安。「若干」は少しの意味。「弱冠」は男子20歳のこと。

10 青天の霹靂《へきれき》
突然の大事件、変動。晴れた日に突然起きる雷の意味。「晴天」は誤り。

11 大過なく
大きな過ち、大変な失敗がないこと。「大過なく定年を迎える」。

12 梨のつぶて
「梨」を「無し」にかけて、便りに対する返事がないこと。

13 不協和音
同時に響く二つ以上の音が協和しないこと。不調和な関係のたとえ。

14 身の回り
日常生活に必要な物事。身辺。「身の回りを整理する」。

15 民俗芸能
五穀豊穣を祈る祭礼などの、民間行事で演じられる芸能。郷土芸能。

16 万全《ばんぜん》の策
手落ちがなく、きわめて完全な計画、手段、方法。

問題3

自然・四季・気象に関する言葉です。読みを答えてください。

1 朝露

2 常夏

3 時化

4 野分

5 陽炎

6 朧月

7 渦潮

8 啓蟄

9 湖沼

10 鰯雲

11 薫風

12 霜柱

13 氷雨

14 稲妻

15 空蟬

16 錦秋

1 あさつゆ
朝早く、草の葉などにおりた露のこと。

2 とこなつ
一年中、いつも夏のような気候であること。「常夏の島」。

3 しけ
暴風雨のために海が荒れること。海が荒れて不漁であること。

4 のわき
二百十日・二百二十日（9月1日頃・11日頃）前後に吹く暴風。

5 かげろう
晴れた日、透明な炎のように、地面からゆらゆら立ちのぼるもの。

6 おぼろづき
春の夜の、ぼんやりかすんだ月。「朧月夜」。

7 うずしお
渦を巻きながら、激しく流れる海水。鳴門海峡のものが有名。

8 けいちつ
二十四節気の一つ。冬ごもりの虫が地中からはい出る頃という意味。

9 こしょう
湖と沼。陸地に囲まれて、水をたたえたくぼ地をさす。

10 いわしぐも
巻積雲。鰯が取れる夏から秋に現れる雲。うろこ雲ともいう。

11 くんぷう
初夏、新緑の香りを漂わせて吹く、さわやかな風。

12 しもばしら
冬、地中の水分が凍って、表土を持ち上げてできる柱状のもの。

13 ひさめ
雹《ひょう》や霰《あられ》。また、霙《みぞれ》や冷たい雨のこと。

14 いなずま
雷雲によって放たれる火花のこと。稲光。

15 うつせみ
蝉の抜け殻。この世ははかなく頼りないという比喩的な意味。

16 きんしゅう
紅葉が錦の織物のように美しい、色鮮やかな秋。

問題4

動物・植物の言葉です。読みを答えてください。

1 鸚鵡

2 雉子

3 家鴨

4 海驢

5 蝙蝠

6 椴松

7 早蕨

8 柚子

9 枇杷

10 栴檀

11 薄荷

12 藺草

13 糸瓜

14 鬼灯

15 馴鹿

16 駱駝

解答4

1 おうむ
熱帯原産の飼い鳥。くちばしが曲がり、人の言葉をよくまねる。

2 きじ
日本特産の野鳥。尾が長く、雄は羽の色が美しい。日本の国鳥。

3 あひる
マガモの変種。飼い鳥で、肉や卵は食用になる。

4 あしか
オットセイに似た、やや小形で黒茶色の海獣。

5 こうもり
顔はネズミに似た小形の哺《ほ》乳動物。夜行性で飛ぶ。

6 とどまつ
マツ科の常緑高木。北海道以北に自生。クリスマスツリーにも。

7 さわらび
芽を出したばかりの蕨。また、表が紫、裏が青の、襲《かさね》の色目の名。

8 ゆず
ミカン科の常緑低木。実は独特の香りと酸味がある。

9 びわ
バラ科の常緑高木。初夏に卵形の黄橙色の甘い実をつける。

10 せんだん
庭に植える落葉高木。ビャクダンの異称。「栴檀は双葉より芳し」。

11 はっか
シソ科の多年草。芳香があり、葉から薄荷油をとる。ミント。

12 いぐさ
イグサ科の多年草。茎が糸のように細く、畳表などにする。

13 へちま
ウリ科のつる性一年草。実はあかすり用に、葉はヘチマ水がとれる。

14 ほおずき
ナス科の多年草。実は熟すと赤くなる。「ほおずき市」が有名。

15 トナカイ
シカ科の哺乳類。寒冷地にすむ大形の鹿。雪そりを引く。

16 らくだ
ラクダ科の哺乳類。ヒトコブラクダとフタコブラクダがいる。

問題5

その他の生きものの言葉です。読みを答えてください。

1 浅蜊	5 牡蠣	9 田螺	13 蚯蚓
2 鮟鱇	6 蝸牛	10 蜥蜴	14 守宮
3 螻蛄	7 虎魚	11 翻車魚	15 柳葉魚
4 鱸	8 蟋蟀	12 蜩	16 鱧

1 あさり
砂地の海浜に産する、小形の食用の二枚貝。

2 あんこう
体が平たく、口が大きい深海魚。「鮟鱇鍋」。

3 けら
小形の昆虫。地下にすみ前足で土を掘り、作物の根を食べる。

4 すずき
日本近海にすむ、銀色を帯びた青色の中形魚。

5 かき
浅い海の岩などにつく二枚貝。「海のミルク」と呼ばれる。

6 かたつむり
渦巻状の貝殻を持ち、陸上にすむ軟体動物。2本の触覚がある。

7 おこぜ
背びれに毒のとげを持つ近海魚。ぶかっこうな頭が特徴。夏が旬。

8 こおろぎ
夏から秋にかけて鳴く黒褐色の昆虫。草むらなどでコロコロと鳴く。

9 たにし
水田や池沼などにすむ、黒茶色で丸みのある巻貝。食べられる。

10 とかげ
からだや尾が細長い爬《は》虫類。捕まると、しっぽを切って逃げる。

11 まんぼう
大きい卵形の海魚。縦に平べったく、胴が途中で切れたような形。

12 ひぐらし
7、8月頃の明け方や夕方にカナカナと鳴くセミ。かなかな。

13 みみず
地中にすむ、薄赤く細長い環形動物。円筒状で多数の節からなる。

14 やもり
トカゲに似た爬虫類の小動物。黒みがかった灰色で平たいからだ。

15 ししゃも
ワカサギに似た海魚。北海道近海でとれる。産卵期に川を上る。

16 はも
ウナギに似た細長い海魚。小骨が多いので骨切りをして食べる。

問題6

生活・日用品に関する言葉です。読みを答えてください。

1 鉋	5 三和土	9 雪洞	13 脚立
2 剃刀	6 暖簾	10 笊	14 擂粉木
3 賽子	7 抽斗	11 釦	15 盥
4 絨毯	8 箒	12 算盤	16 御神籤

解答6

1 かんな
材木の表面を削り平滑にする大工道具。木に鉄の刃がついている。

2 かみそり
髪やひげを剃るのに使う道具。頭の働きが鋭い人の意味にも使う。

3 さいころ
すごろくなどに使う、立方体の小さい道具。1から6の目がある。

4 じゅうたん
床の敷物として使われる、厚い毛織物の一種。カーペット。

5 たたき
コンクリートなどで固めた土間のこと。

6 のれん
店先に張る日よけの布。家でも出入り口や部屋の仕切りに使う。

7 ひきだし
たんすや机などに、引き出せるように取り付けた箱。

8 ほうき
ごみなどを掃き除く道具。竹の枝、シュロ、わらなどで作る。

9 ぼんぼり
小形の行灯《あんどん》。六角形の枠に紙を張り、柄と台座をつけたもの。

10 ざる
水気を切るための道具。素材は、竹・金属など、さまざま。

11 ぼたん
衣類などの重なり部分の一方につけて、合わせ目をとめるもの。

12 そろばん
一定個数の珠を縦棒に通し、横にたくさん並べた形の計算用具。

13 きゃたつ
八の字形に組み合わせた二つの梯子の上に、踏板をつけた台。

14 すりこぎ
すり鉢で、物をすりつぶすための棒。「あたり木」ともいう。

15 たらい
湯・水を入れて、物を洗う、丸くて平たい容器。

16 おみくじ
神仏のお告げを得て、吉凶を知るために引く、くじ。

問題7

次の言葉の読みを答えてください。

1 醜態
2 貴賓
3 甲殻
4 偏屈
5 刺繍
6 刹那
7 芸妓
8 鉄槌
9 編纂
10 注連縄
11 案山子
12 莫大小
13 信天翁
14 巻繊汁
15 蒲公英
16 玉蜀黍

1 しゅうたい
みっともない様子。見苦しく恥ずべきさま。「醜態をさらす」。

2 きひん
名誉・地位のある人。身分の高い客。「貴賓席」。

3 こうかく
エビ・カニ・シャコなど、甲殻類の体表を覆う硬い外皮をさす。

4 へんくつ
性質がかたくなで素直でないこと。頑固でひねくれていること。

5 ししゅう
布地に色糸で絵画や文様を縫い表すこと。また、そのもの。

6 せつな
きわめて短い時間。瞬間。「刹那の快楽に酔う」。

7 げいぎ
歌舞や音曲などで、宴席に興を添えることが職業の女性。芸者。

8 てっつい
大形の金槌。ハンマー。また、厳しい制裁のこと。「鉄槌を下す」。

9 へんさん
いろいろな材料を集め、整理し書物にまとめること。「辞書の編纂」。

10 しめなわ
神事で、不浄なものの侵入を禁ずる印として張る縄。

11 かかし
作物を荒らす鳥獣を脅すために、田畑に立てる人形。

12 メリヤス
1本の糸で作った輪奈《わな》をつなげて編んだ、伸縮に富んだ布地。

13 あほうどり
海鳥の最大種。太平洋の小島で集団繁殖する。アルバトロス。

14 けんちんじる
くずした豆腐と細切りにした野菜を油で炒めて入れた、すまし汁。

15 たんぽぽ
野原や道端に咲く野草。種子は白い毛とともに風で飛び散る。

16 とうもろこし
中南米原産の穀物で、世界各地で栽培されている。コーン。

問題8

次の言葉を漢字で書いてください。

1 しゅうとく（さいふを◯◯する）

2 かいそう（ワカメは◯◯だ）

3 そうかん（雑誌を◯◯する）

4 かわぐつ

5 ふんがい（身勝手さに◯◯する）

6 くっし（国内◯◯の強豪）

7 すうはい（太陽を◯◯する）

8 はんじょう（商売◯◯）

9 がくふ（オーケストラの◯◯）

10 かそ（人口の◯◯化）

11 せきらら（◯◯◯な告白）

12 あめもよう

13 げどくざい

14 げばひょう

15 こうきしん

16 かせんしき

1 拾得
落とし物などを拾うこと。「収得」は自分のものにすること。

2 海藻
海中に生える藻類の総称。アオサ、コンブ、テングサなど。

3 創刊
新聞・雑誌など、定期刊行物を新たに刊行すること。

4 革靴
皮革で作った靴。合成皮革の製品は、ケミカルシューズという。

5 憤慨
非常に怒ること。ひどく腹を立てること。

6 屈指
多くの中から、指を折って数え上げられるほど優れていること。

7 崇拝
尊いものとして、心から敬うこと。

8 繁盛
にぎわい、大いに栄えること。また、そのようす。

9 楽譜
楽曲を、一定の約束に従った記号で書き表したもの。譜面。

10 過疎
極度にまばらなこと。ある地域の人口などが少なすぎること。

11 赤裸裸
体に何もつけていないこと。丸裸。包み隠しのないさま。

12 雨模様
雨が降りそうな空の様子。また、雨が降っているらしいようす。

13 解毒剤
体内に入った毒物の毒性を除くための薬。毒消し。

14 下馬評
第三者が、興味本位にするうわさや批評のこと。

15 好奇心
珍しい物事や未知の事柄に対して抱く、興味・関心。

16 河川敷
河川の敷地。堤防と堤防との間に挟まれた区域のこと。

問題9

次の言葉を漢字で書いてください。

1. れいじょう（深窓の○○）
2. ふんそう（二国間の○○）
3. はき（契約を○○する）
4. さいふ（○○の紐を緩める）
5. ろうでん（○○が原因の火災）
6. きし（○○道の精神）
7. ちょうぼ（会計の○○をつける）
8. ちょうこく（大理石に○○する）
9. かんがい（○○にふける）
10. きょうしゅう（若き日への○○）
11. こうしど（○○○をくぐる）
12. いっぺんとう
13. しょうぞうが
14. すぎなみき
15. てみやげ
16. おうじょうぎわ

解答9

1 令嬢
他人の娘を敬っていう語。箱入り娘。

2 紛争
個人や集団の間で利益や価値をめぐって起きる、もめ事のこと。

3 破棄
破り捨てること。契約や取り決めを一方的に取り消すこと。

4 財布
金銭を入れて持ち歩くための袋。金入れ。がま口や札入れ。

5 漏電
配電の不備や電線の絶縁不良で、電流が回路以外に漏れること。

6 騎士
馬に乗っている武士。中世ヨーロッパの武人の称号。ナイト。

7 帳簿
金銭や物品の出納など、事務上の必要事項を記入する帳面。

8 彫刻
木・石・金属などに文字や模様などを彫り込むこと。その作品。

9 感慨
心に深く感じて、しみじみとした思いになること。その思い。

10 郷愁
故郷を懐かしく思う気持ち。失われたものを懐かしむ気持ち。

11 格子戸
細い木を縦横に組み合わせて作った戸。光や風が通る。

12 一辺倒
もっぱら、ある方向だけにかたより、他を顧みないこと。

13 肖像画
特定の人物の顔を中心とした上半身を描いた絵。

14 杉並木
道を隔てた両側に、杉の木が植えられた並木道。

15 手土産
人を訪問する際に持って行く、挨拶代わりのちょっとした土産。

16 往生際
死に際のこと。追いつめられてあきらめるときの態度や決断力。

問題10

次の言葉を漢字で書いてください。

1 ろてい
弱点を○○する

2 えとく

3 こうじん
○○に存じます

4 ろうひ
時間の○○

5 ひおう
武芸の○○を究める

6 やまはだ

7 いなほ

8 なえぎ

9 せんたく
川で○○

10 だんろ

11 とっぴょうし

12 いざよい
○○○の月

13 やじうま

14 もうどうけん

15 かんいっぱつ

16 うちべんけい

1 露呈
隠れていた事柄があからさまに現れること。さらけ出すこと。

2 会得
物事をよく理解・習得し、自分のものにすること。

3 幸甚
この上もない幸せ。大変ありがたいこと。よく手紙文で使う言葉。

4 浪費
金銭・時間・精力などを無駄に使うこと。無駄遣い。

5 秘奥
容易に達することができない、物事の奥深いところ。

6 山肌
山の表面。山の地肌。「山膚」とも書く。

7 稲穂
稲の穂。また、稲の穂を図案化した紋所の名称。

8 苗木
樹木の苗。特に、移植をするための若木のことをいう。

9 洗濯
衣服などを洗って汚れを落とすこと。気分を一新する際にも使う。

10 暖炉
火を燃やして部屋を暖める炉。壁に設けた炉。「煖炉」とも書く。

11 突拍子
調子はずれなこと。意外なこと。度はずれなこと。

12 十六夜
陰暦（8月）16日の夜（の月）。

13 野次馬
自分と関係ないところで無責任に騒ぎ立て、物見高く集まる人。

14 盲導犬
視覚障害者が外出する時などに、安全に誘導する訓練を受けた犬。

15 間一髪
物事が非常に切迫しているさま。その寸前のところ。

16 内弁慶
家では威張っているが、外では意気地がないこと。その人のこと。

問題11

次の言葉を漢字で書いてください。

1 せんべい

2 ぜつめつ

3 ゆせい
深度数千メートルの◯◯

4 さすが

5 すごろく

6 ぼや
不注意で◯◯を出す

7 かいぼう
死体を◯◯する

8 きっすい
◯◯の江戸っ子

9 くじゅう
◯◯の決断

10 こんぽう
荷物を◯◯する

11 きいっぽん

12 ろうばしん

13 じじょでん

14 きちょうめん

15 ひよりみ

16 はてんこう

1 煎餅
米粉・小麦粉などで作った種を成形して、薄く焼いた菓子。

2 絶滅
生物の種などが滅んで絶えること。残らず絶やすこと。

3 油井
石油を採掘するための櫓《やぐら》を設けた井戸。

4 流石
予想や評判にかなっているという気持ちを表す。

5 双六
さいころの目の数だけ駒を進め「あがり」を目指す遊び。絵双六。

6 小火
大事に至らぬうちに消し止めた、小さな火事。

7 解剖
生物の体を切り開いて、内部の構造や状態などを調べること。

8 生粋
まじりけが全くないこと。純粋そのものであること。

9 苦渋
事がはかどらず、苦しみ悩むこと。「苦汁」とは違う。

10 梱包
紙などで包み、紐をかけて荷造りをすること。その荷物。

11 生一本
純粋でまじりけのないこと。純真でひたむきに打ち込むこと。

12 老婆心
必要以上な親切心。「老婆心ながら申し上げる」。

13 自叙伝
自分で記した自分の伝記のこと。自伝。

14 几帳面
細かいところまで、物事をきちんと行うさま。「几帳面な性格」。

15 日和見
有利なほうにつこうと、形勢をうかがうこと。「日和見主義」。

16 破天荒
今まで誰もしなかったことをすること。前代未聞。「破天荒な試み」。

第3章

覚えると教養が身につく漢字編

中級●全117問

第３章では、外来語や国・都市名から、歌舞伎や落語の演目まで、一筋縄ではいかない難読漢字モノを集めました。初めて見るような言葉も多いとは思いますが、全部読み書きできるようになったら、人に自慢できること間違いなしです。

※第3章は、117問あります。1問1点で自己採点して、
159ページの自己採点表に記入してみましょう。

問題1

外来語です。正しいものを線でつないでください。

1

扁桃・　　・オリーブ
橄欖・　　・カカオ
加加阿・　　・アーモンド

2

手風琴・　　・アコーディオン
自鳴琴・　　・バイオリン
提琴・　　・オルゴール

3

火酒・　　・シャンパン
三鞭酒・　　・ウイスキー
小酒・　　・リキュール

4

鳳梨・　　・バナナ
甘蕉・　　・パパイア
万寿果・　　・パイナップル

5

天竺牡丹・　　・ヒヤシンス
鬱金香・　　・ダリア
風信子・　　・チューリップ

6

乾蒸餅・　　・チョコレート
氷菓子・　　・ビスケット
貯古齢糖・　　・アイスクリーム

7

喞筒・　　・コンクリート
隧道・　　・ポンプ
混凝土・　　・トンネル

8

襯衣・　　・ズボン
洋袴・　　・ハンカチ
手巾・　　・シャツ

9

護謨・　　・ニス
木栓・　　・ゴム
仮漆・　　・コルク

1

扁桃	アーモンド
橄欖	オリーブ
加加阿	カカオ

2

手風琴	アコーディオン
自鳴琴	オルゴール
提琴	バイオリン

3

火酒	ウイスキー
三鞭酒	シャンパン
小酒	リキュール

4

鳳梨	パイナップル
甘蕉	バナナ
万寿果	パパイア

5

天竺牡丹	ダリア
鬱金香	チューリップ
風信子	ヒヤシンス

6

乾蒸餅	ビスケット
氷菓子	アイスクリーム
貯古齢糖	チョコレート

7

喞筒	ポンプ
隧道	トンネル
混凝土	コンクリート

8

襯衣	シャツ
洋袴	ズボン
手巾	ハンカチ

9

護謨	ゴム
木栓	コルク
仮漆	ニス

問題2

国や都市の名前です。漢字と読みを線でつないでください。

1

亜爾然丁・　　・ペルー
墨西哥・　　・アルゼンチン
秘露・　　・メキシコ

2

桑港・　　・ハリウッド
紐育・　　・ニューヨーク
聖林・　　・サンフランシスコ

3

尼波羅・　　・ネパール
甲谷陀・　　・シンガポール
新嘉坡・　　・カルカッタ

4

馬徳里・　　・マドリード
馬耳塞・　　・リスボン
里斯本・　　・マルセイユ

5

瑞典・　　・ノルウェー
芬蘭・　　・フィンランド
諾威・　　・スウェーデン

6

倫敦・　　・モスクワ
華盛頓・　　・ロンドン
莫斯科・　　・ワシントン

7

埃及・　　・カンボジア
墺太利・　　・エジプト
柬埔寨・　　・オーストリア

8

維納・　　・ダブリン
怠武林・　　・ウィーン
寿府・　　・ジュネーブ

9

希臘・　　・ポーランド
白耳義・　　・ギリシャ
波蘭・　　・ベルギー

解答2

1

亜爾然丁 — アルゼンチン
墨西哥 — メキシコ
秘露 — ペルー

2

桑港 — サンフランシスコ
紐育 — ニューヨーク
聖林 — ハリウッド

3

尼波羅 — ネパール
甲谷陀 — カルカッタ
新嘉坡 — シンガポール

4

馬徳里 — マドリード
馬耳塞 — マルセイユ
里斯本 — リスボン

5

瑞典 — スウェーデン
芬蘭 — フィンランド
諾威 — ノルウェー

6

倫敦 — ロンドン
華盛頓 — ワシントン
莫斯科 — モスクワ

7

埃及 — エジプト
墺太利 — オーストリア
柬埔寨 — カンボジア

8

維納 — ウィーン
怠武林 — ダブリン
寿府 — ジュネーブ

9

希臘 — ギリシャ
白耳義 — ベルギー
波蘭 — ポーランド

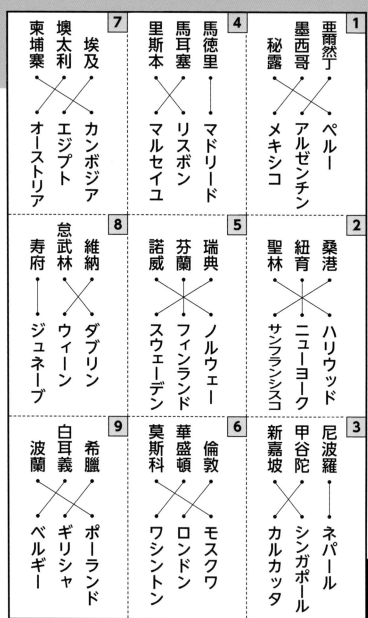

問題3

外国人の名前です。漢字と読みを線でつないでください。

1

愛迪生・　・ワット
居利・　・エジソン
瓦的・　・キュリー

2

巴哈・　・バッハ
莫差特・　・ベートーベン
貝多芬・　・モーツァルト

3

馬克斯・　・エンゲルス
思格尔・　・マルクス
倍根・　・ベーコン

4

沙翁・　・ダンテ
易卜生・　・シェークスピア
但丁・　・イプセン

5

列寧・　・レーニン
斯達林・　・リンカーン
林肯・　・スターリン

6

成吉思汗・　・コロンブス
閣龍・　・ナポレオン
那波列翁・　・チンギス・ハン

7

尼通・　・メンデル
歌白尼・　・コペルニクス
門得尔・　・ニュートン

8

耶蘇・　・マホメット
馬哈黙・　・モーセ
摩西・　・イエス

9

卓別麟・　・クレオパトラ
伯理・　・チャップリン
克利奥佩特剌・　・ペリー

1

- 愛迪生 ― エジソン
- 居利 ― キュリー
- 瓦的 ― ワット

2

- 巴哈 ― バッハ
- 莫差特 ― モーツァルト
- 貝多芬 ― ベートーベン

3

- 馬克斯 ― マルクス
- 思格尔 ― エンゲルス
- 倍根 ― ベーコン

4

- 沙翁 ― シェークスピア
- 易卜生 ― イプセン
- 但丁 ― ダンテ

5

- 列寧 ― レーニン
- 斯達林 ― スターリン
- 林肯 ― リンカーン

6

- 成吉思汗 ― チンギス・ハン
- 閣龍 ― コロンブス
- 那波列翁 ― ナポレオン

7

- 尼通 ― ニュートン
- 歌白尼 ― コペルニクス
- 門得尔 ― メンデル

8

- 耶蘇 ― イエス
- 馬哈默 ― マホメット
- 摩西 ― モーセ

9

- 卓別麟 ― チャップリン
- 伯理 ― ペリー
- 克利奥佩特刺 ― クレオパトラ

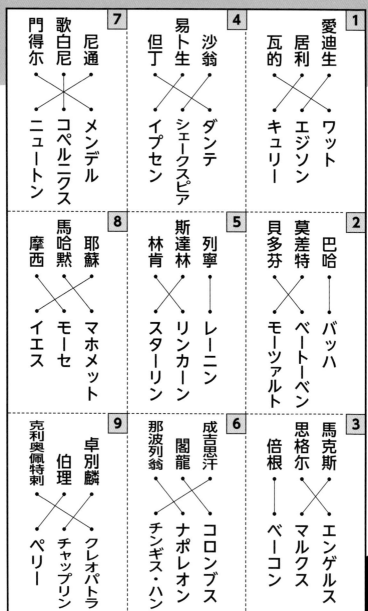

問題4

スポーツの漢字です。正しいものを線でつないでください。

1
氷球・
・ボブスレー
・アイスホッケー
・リュージュ

2
蹴球・
・ソフトボール
・ラグビー
・サッカー

3
打球・
・クリケット
・ゴルフ
・スカッシュ

4
籠球・
・バスケットボール
・バドミントン
・ハンドボール

5
排球・
・テニス
・ベースボール
・バレーボール

6
撞球・
・テーブルテニス
・ビリヤード
・バンジージャンプ

7
闘球・
・ラグビー
・ローラースケート
・ポロ

8
杖球・
・ボーリング
・ホッケー
・ゲートボール

9
避球・
・フットサル
・ビーチバレー
・ドッジボール

1

氷球

・ボブスレー
・アイスホッケー
・リュージュ

2

蹴球

・ソフトボール
・ラグビー
・サッカー

3

打球

・クリケット
・ゴルフ
・スカッシュ

4

籠球

・バスケットボール
・バドミントン
・ハンドボール

5

排球

・テニス
・ベースボール
・バレーボール

6

撞球

・テーブルテニス
・ビリヤード
・バンジージャンプ

7

闘球

・ラグビー
・ローラースケート
・ポロ

8

杖球

・ボーリング
・ホッケー
・ゲートボール

9

避球

・フットサル
・ビーチバレー
・ドッジボール

問題5 カタカナ言葉を和訳しました。正しい言葉を選んでください。

1 コンセプト・
・詳細説明
・基本概念
・経営顧問

2 アーカイブ・
・保存記録
・記念式典
・緊急会議

3 オルタナティブ・
・発動機
・参考人
・代替案

4 キャパシティ・
・容量
・都市
・集会

5 コンプライアンス・
・目標達成
・法令遵守
・会員登録

6 プライオリティ・
・専門職
・参加者
・優先度

7 ベネフィット・
・利益
・計画
・信条

8 マニフェスト・
・結果
・公約
・方法

9 イニシアチブ・
・抵当権
・永住権
・主導権

解答5

1
コンセプト
・詳細説明
・基本概念
・経営顧問

2
アーカイブ
・保存記録
・記念式典
・緊急会議

3
オルタナティブ
・発動機
・参考人
・代替案

4
キャパシティ
・容量
・都市
・集会

5
コンプライアンス
・目標達成
・法令遵守
・会員登録

6
プライオリティ
・専門職
・参加者
・優先度

7
ベネフィット
・利益
・計画
・信条

8
マニフェスト
・結果
・公約
・方法

9
イニシアチブ
・抵当権
・永住権
・主導権

問題6

歌舞伎の演目です。漢字の読みを答えてください。

1 京鹿子娘道成寺

2 妹背山婦女庭訓

3 助六由縁江戸桜

4 伽羅先代萩

5 夏祭浪花鑑

6 本朝廿四孝

7 三人吉三廓初買

8 人情噺文七元結

1 きょうがのこむすめどうじょうじ

鐘供養に現れ舞い踊る美女が、実は蛇の化身だったという舞踊演目。いわゆる「道成寺物《どうじょうじもの》」。

2 いもせやまおんなていきん

謀反人・蘇我入鹿を倒す、藤原鎌足らの活躍を描いた物語。歴史が題材の「時代物」の一つ。

3 すけろくゆかりのえどざくら

「歌舞伎十八番」の一つ。通称『助六《すけろく》』。仇討ちがテーマだが、助六・揚巻《あげまき》の恋話でもある。

4 めいぼくせんだいはぎ

江戸時代の伊達藩のお家騒動がもとになっている演目。大名家の乗っ取りがテーマ。

5 なつまつりなにわかがみ

「世話物」と呼ばれる人情話の一つ。本物の水と泥を使った「泥場《どろば》」の舅殺しの場が有名。

6 ほんちょうにじゅうしこう

戦国時代の武田信玄、上杉謙信の争いをもとにした演目。許嫁《いいなずけ》を慕う美女、八重垣姫《やえがきひめ》が活躍。

7 さんにんきちさくるわのはつがい

盗賊を主人公にした「白浪物《しらなみもの》」。和尚吉三、お嬢吉三、お坊吉三の3人の因果を描いた演目。

8 にんじょうばなしぶんしちもっとい

娘が身売りして工面した大金を、赤の他人にやってしまう、長兵衛の江戸っ子気質を描く。

問題7

落語の演目です。漢字の読みを答えてください。

1 厩火事

2 粗忽長屋

3 火焔太鼓

4 御神酒徳利

5 鰻の幇間

6 金明竹

7 三方一両損

8 蛇含草

1 うまやかじ

「髪結いの亭主」の愛情を試す女房の一計。大事な茶碗と女房、亭主はどちらを選ぶ⁉

2 そこつながや

「粗忽」は、あわて者。お前が死んでいたと言われ、自分の死体を引き取りに行く男。

3 かえんだいこ

道具屋の仕入れた汚い太鼓が、300両の高値で売れた。次は半鐘を仕入れるというが……。

4 おみきどっくり

店の家宝の御神酒徳利がなくなったことから始まる、正月向きのめでたい話。

5 うなぎのたいこ

幇間《ほうかん》（たいこもち）の一八《いっぱち》。金づるの客を釣るつもりが、手玉に取られて大損に泣く。

6 きんめいちく

骨董屋の小僧の与太郎は、上方なまりの客の口上を面白がる。「金明竹」は中国原産の観賞用の竹。

7 さんぽういちりょうぞん

大岡裁きの一つとしても有名な話。落とした3両、拾った3両、損をするのは誰？

8 じゃがんそう

上方落語の一つ。消化薬の「蛇含草」があれば、餅の大食いも平気なはずだったが……。

解答7

問題8

古典文学の題名です。漢字の読みを答えてください。

1 東海道中膝栗毛

2 蜻蛉日記

3 宇治拾遺物語

4 梁塵秘抄

5 讃岐典侍日記

6 催馬楽

7 歎異抄

8 正法眼蔵随聞記

1 とうかいどうちゅうひざくりげ

江戸後期、十返舎一九による滑稽本。ご存じ、弥次・喜多コンビの珍道中記。

2 かげろうにっき

作者は藤原道綱母《ふじわらのみちつなのはは》。21年に及ぶ結婚生活の心情と、はかない身の上を綴った日記。

3 うじしゅういものがたり

鎌倉時代の説話集。宮廷人から庶民まで、さまざまな階層の説話が盛り込まれている。

4 りょうじんひしょう

後白河法皇が撰者。平安時代後期、広く愛唱された「今様《いまよう》」と呼ばれる歌謡を集めたもの。

5 さぬきのすけにっき

「讃岐典侍」は、藤原顕綱《ふじわらのあきつな》の女《むすめ》、長子《ながこ》のこと。堀河天皇に仕えたようすなどを描いた日記。

6 さいばら

民謡や流行歌を、雅楽の曲調に当てはめたもの。10～11世紀にかけて全盛。

7 たんにしょう

浄土真宗の開祖・親鸞《しんらん》の「悪人正機説《あくにんしょうきせつ》」の教えを説いたもの。弟子の唯円《ゆいえん》の編といわれる。

8 しょうぼうげんぞうずいもんき

曹洞宗の開祖・道元《どうげん》の法語（平易に説いた仏の教え）を、弟子の懐奘《えじょう》が筆録したもの。

問題9

日本の近代小説の題名です。漢字の読みを答えてください。

1 虞美人草

2 天平の甍

3 濹東綺譚

4 檸檬

5 高野聖

6 不如帰

7 山椒大夫

8 二人比丘尼色懺悔

1 ぐびじんそう
夏目漱石の最初の新聞連載小説。虚栄の女、藤尾を通し、利己と道義心の相克を描く。

2 てんぴょうのいらか
井上靖の長編歴史小説。遣唐使として中国（唐）に渡った、若き留学僧たちの運命を描く。

3 ぼくとうきだん
永井荷風の小説。向島を舞台に、小説家の大江と娼婦・お雪の出会いと別れを描く。

4 れもん
梶井基次郎の短編小説。得体の知れない憂鬱と、1個のレモンに託した空想を描く。

5 こうやひじり
泉鏡花の短編小説。高野山の旅僧が道連れの若者に、体験した怪奇譚を聞かせる物語。

6 ほととぎす
徳富蘆花の小説。日露戦争時、家族のしがらみに引き裂かれる、浪子と武男夫婦を描く。

7 さんしょうだゆう
森鷗外の小説。安寿と厨子王の伝説を小説化。人買いに売られた姉弟の運命を描く。

8 ににんびくにいろざんげ
尾崎紅葉の小説。草庵で出会った2人の尼。過去の懺悔を語り合う2人を描く。

問題10

歴史上の人物の名前です。漢字の読みを答えてください。

1 額田王

2 西園寺公望

3 高師直

4 出雲阿国

5 小野篁

6 荻生徂徠

7 松平容保

8 長宗我部元親

1 ぬかたのおおきみ

飛鳥時代の皇族・女流歌人。『万葉集』に歌がある。天武天皇に愛された。

2 さいおんじきんもち

日本の政治家・公爵・教育者。明治維新で活躍。後に首相を2度つとめた。

3 こうのもろなお

南北朝時代の武将。足利尊氏に従い、室町幕府の創設に貢献し、権勢をふるった。

4 いずものおくに

安土桃山時代の芸能者。出雲大社の巫女と称した。歌舞伎の基礎を築いたといわれる。

5 おののたかむら

平安時代前期の公卿・詩人・歌人。一途な性格で、野相公《やしょうこう》・野狂《やきょう》などと呼ばれた。

6 おぎゅうそらい

江戸時代中期の儒学者。柳沢吉保に仕えたが、後に塾を開き、著作と教育に専念した。

7 まつだいらかたもり

幕末の会津藩主・京都守護職。公武合体に尽力したが「鳥羽伏見の戦い」に破れ、降伏。

8 ちょうそかべもとちか

戦国時代の武将。土佐の大名。四国全体を統一するも豊臣秀吉に降伏し、土佐一国を領有。

問題11

次の言葉を漢字で書いてください。

1 じゅうちん

2 ぞうすい
鮭◯◯

3 できあい
我が子を◯◯する

4 かんにん
ならぬ◯◯、するが◯◯

5 ほんそう
金策に◯◯する

6 ついらく

7 きざ

8 がっしょう
◯◯造りの古民家

9 さるしばい

10 れんきんじゅつ

11 かいきんしょう

12 どたんば

13 ごはっと

14 すけだち

15 ぎんじょうしゅ

16 ばいしょうきん

解答11

1 **重鎮**
その社会や方面などで、重きをなす人物。「政界の重鎮」。

2 **雑炊**
飯に野菜や肉などを混ぜ、味付けをして粥状に煮たもの。

3 **溺愛**
客観的に見る目をなくし、むやみにかわいがること。

4 **堪忍**
人の過失を怒らず許すこと。不利な立場や困難に堪えること。

5 **奔走**
物事が順調に運ぶように、あちこちかけ回って努力すること。

6 **墜落**
高い所から落ちること。盛んな状態から、急速に衰えること。

7 **気障**
服装や言動が気取っていて嫌みなさま。

8 **合掌**
両方の手のひらを顔や胸の前で合わせて拝むこと。

9 **猿芝居**
猿に芸をさせる見世物。へたな芝居、浅はかな企みのこと。

10 **錬金術**
黄金をつくり出す技術。うまく立ち回って大金を手に入れる方法。

11 **皆勤賞**
1日も欠かさず出席・出勤したことを褒めたたえる賞、褒美。

12 **土壇場**
切羽詰まった最後の場面。もとは江戸時代の首切り場をさした。

13 **御法度**
法令で禁止されている事柄。また、一般に禁じられていること。

14 **助太刀**
仇討ちなどの加勢をすること。また、その人のこと。

15 **吟醸酒**
60パーセント以下に精米した白米を低温発酵、醸造した清酒。

16 **賠償金**
他に与えた損害をつぐなうための金銭。

問題12

次の言葉を漢字で書いてください。

1 のろし
2 しゅうぎ
3 だちん
4 しょうだく
5 こうはい
6 させん
7 かんき（注意を〇〇する）
8 たいぜん（〇〇自若）
9 すいせんじょう（戦争で国が〇〇する）
10 げいひんかん
11 こぼんのう
12 がんさいぼう
13 かっぽうぎ
14 しゃもなべ
15 だえんけい
16 そとば

解答12

1 狼煙
合図や警報のために、薪などを燃やして高く上げる煙。

2 祝儀
祝いの儀式。祝意を表すために贈る金銭や品物。こころづけ。

3 駄賃
使いなどの雑用に対して与える金品。駄馬で物を運ぶ運賃。

4 承諾
相手の意見・希望・要求などを聞き、受け入れること。

5 荒廃
建物や土地が荒れはてること。荒れてすさむこと。

6 左遷
低い地位や官職に落とすこと。中国の右を尊ぶ習慣から。

7 喚起
注意や自覚などを呼び起こすこと。呼び覚ますこと。

8 泰然
落ち着いていて物事に動じないさま。「自若」も同様の意味。

9 推薦状
よいと思う人や物などを、他に薦めるための書状。

10 迎賓館
外国からの賓客を歓迎し、もてなすための建物。赤坂離宮。

11 子煩悩
自分の子を非常にかわいがるさま。また、その人のこと。

12 癌細胞
癌化した細胞のこと。正常な細胞と比べて大きさや形が不揃い。

13 割烹着
料理や家事の際に着物の上に着る、うわっぱり。

14 軍鶏鍋
シャモを使った鍋料理。シャモはニワトリの一品種。

15 楕円形
楕円状の形。小判形、長円形などもさす。

16 卒塔婆
供養のため墓の後ろに立てる細長い板のこと。経文などを記す。

第4章

楽しみながら解ける漢字パズル編

中級～上級●全92問

第４章は、趣向を変えて、漢字を使ったパズルをお届けします。解き方が複雑なパズルは一切ありませんので、疲れた頭をリセットするつもりで取り組んでみてください。脳トレには楽しむことが必要です。楽しみながら解くことで、脳はより活性化しますよ。

※第4章は、92問あります。1問1点で自己採点して、
159ページの自己採点表に記入してみましょう。

問題1

矢印の方向に読むと、二字熟語になる漢字を入れましょう。

1
縁　　終
↘　↙
□
↙　↘
曜　　向

2
宛　　襲
↘　↙
□
↙　↘
札　　刺

3
聖　　闇
↘　↙
□
↙　↘
景　　桜

4
造　　火
↘　↙
□
↙　↘
札　　壇

5
粉　　吹
↘　↙
□
↙　↘
像　　崩

6
公　　水
↘　↙
□
↙　↘
等　　手

7
自　　芝
↘　↙
□
↙　↘
涯　　卵

8
青　　滑
↘　↙
□
↙　↘
白　　耳

9
雨　　母
↘　↙
□
↙　↘
域　　色

1

終《しゅうじつ》　縁《えんにち》

日

曜《にちよう》　向《ひなた》

2

襲《しゅうめい》　宛《あてな》

名

札《なふだ》　刺《めいし》

3

闇《やみよ》　聖《せいや》

夜

景《やけい》　桜《よざくら》

4

火《ひばな》　造《ぞうか》

花

札《はなふだ》　壇《かだん》

5

吹《ふぶき》　粉《こなゆき》

雪

像《せつぞう》　崩《なだれ》

6

水《すいへい》　公《こうへい》

平

等《びょうどう》　手《ひらて》

7

芝《しばふ》　自《じせい》

生

涯《しょうがい》　卵《なまたまご》

8

滑《かっくう》　青《あおぞら》

空

白《くうはく》　耳《そらみみ》

9

母《ぼいん》　雨《あまおと》

音

域《おんいき》　色《ねいろ》

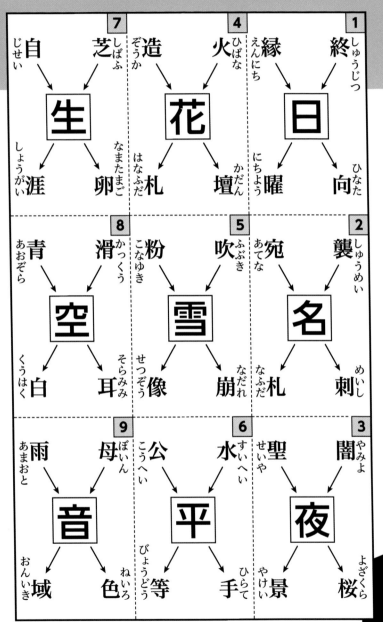

問題2

矢印の方向に読むと、二字熟語になる漢字を入れましょう。

1
暗　居
→ □ →
唱　図

2
黄　筋
→ □ →
塊　網

3
因　青
→ □ →
物　報

4
確　担
→ □ →
険　温

5
土　国
→ □ →
声　業

6
飛　行
→ □ →
下　本

7
逆　環
→ □ →
内　目

8
雲　人
→ □ →
式　見

9
黄　土
→ □ →
丘　地

1

居《いあい》　暗《あんごう》

合

唱《がっしょう》　図《あいず》

2

筋《すじがね》　黄《おうごん》

金

塊《きんかい》　網《かなあみ》

3

青《せいか》　因《いんが》

果

物《くだもの》　報《かほう》

4

担《たんぽ》　確《かくほ》

保

険《ほけん》　温《ほおん》

5

国《こくさん》　土《みやげ》

産

声《うぶごえ》　業《さんぎょう》

6

行《あんぎゃ》　飛《ひきゃく》

脚

下《きゃっか》　本《きゃくほん》

7

環《かんきょう》　逆《ぎゃっきょう》

境

内《けいだい》　目《さかいめ》

8

人《にんぎょう》　雲《くもがた》

形

式《けいしき》　見《かたみ》

9

土《どしゃ》　黄《こうさ》

砂

丘《さきゅう》　地《すなち》

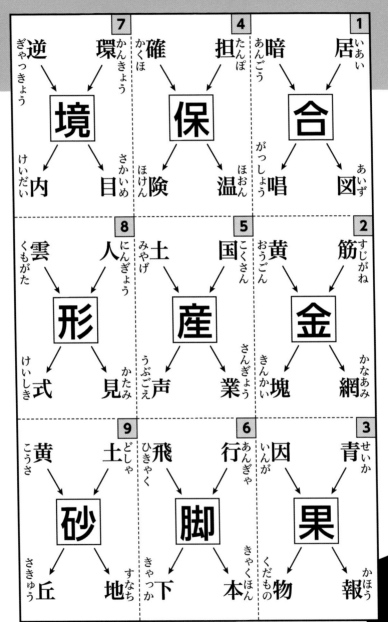

共通の部首を加えて、熟語を完成させましょう。

問題3

1 皮 卆

2 童 景

3 甘 咼

4 坐 芇

5 隹 占

6 加 沙

7 各 它

8 非 卒

9 申 土

10 于 由

11 舀 恵

12 目 奉

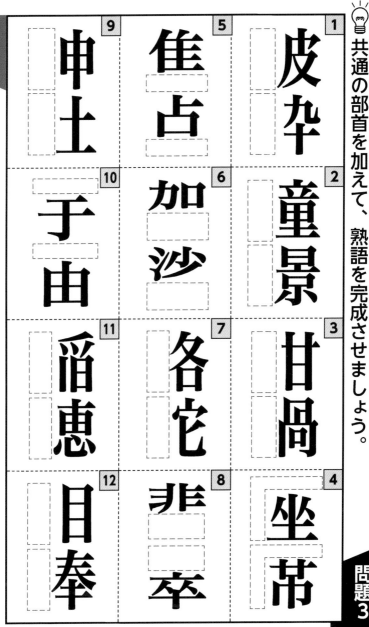

1 破砕

2 憧憬

3 坩堝

4 座席

5 焦点

6 袈裟

7 駱駝

8 翡翠

9 神社

10 宇宙

11 稲穂

12 相棒

問題4

共通の部首を加えて、熟語を完成させましょう。

1 巟 求
2 方 皇
3 兹 非
4 巨 達
5 良 曼
6 旨 軍
7 斤 首
8 名 何
9 倉 干
10 虫 丨
11 因 由
12 勺 童

1 琉球

2 彷徨

3 慈悲

4 炬燵

5 浪漫

6 指揮

7 近道

8 茗荷

9 創刊

10 強引

11 恩恵

12 鈞鐘

問題5

空欄に漢字を入れ、文章を完成させましょう。

1 女□《けん》□《げき》を描いた書籍を□《かん》行する

2 □《ひたい》から□《あご》にかけ、□《じゅん》に□《かお》を眺める

3 □《ほう》送中の事□《こ》を□《おし》えられる

4 □《てき》に攻められ□《はい》北する

5 □《みやこ》を離れた□《こう》外の□《ぐん》部に□《ゆう》便を出す

6 □《きん》労に□《はげ》んで、□《こう》績を残す

7 □《つぎ》の曲は、西□《おう》風の□《よろこ》びの□《うた》です

8 □《ちょう》刻の□《かたち》が、印□《えい》と□《いろど》りを生む

1

女剣《けん》劇《げき》を描いた
書籍を刊《かん》行する

2

額《ひたい》から顎《あご》にかけ、
順《じゅん》に顔《かお》を眺める

3

放《ほう》送中の事故《こ》を
教《おし》えられる

4

敵《てき》に攻められ敗《はい》北する

5

都《みやこ》を離れた郊《こう》外の
郡《ぐん》部に郵《ゆう》便を出す

6

勤《きん》労に励《はげ》んで、
功《こう》績を残す

7

次《つぎ》の曲は、西欧《おう》風の
歓《よろこ》びの歌《うた》です

8

彫《ちょう》刻の形《かたち》が、
印影《えい》と彩《いろど》りを生む

問題6

空欄に漢字を入れ、文章を完成させましょう。

1 □《との》様の命令で、□《なぐ》り□《ころ》される

2 仲の良い□《し》□《ゆう》の□《きじ》を□《はな》すのは□《むずか》しい

3 □《かん》察の結果、□《おや》の□《し》力は弱っていた

4 「□《りょう》理は□《か》学だ」と□《しゃ》に構える

5 □《たい》戦相手の大□《い》が、□《しゃ》撃を□《ふう》印した

6 □《そう》方の□《と》り決めで、事態を□《しゅう》拾した

7 □《おろ》した商品が、□《そく》日、返□《きゃく》された

8 邪念を□《た》ち、□《ようや》く□《ざん》□《しん》な考えを出す

1
殿《との》様の命令で、
殴《なぐ》り殺《ころ》される

2
仲の良い雌《し》雄《ゆう》の雉《きじ》を
離《はな》すのは難《むずか》しい

3
観《かん》察の結果、
親《おや》の視《し》力は弱っていた

4
「料《りょう》理は科《か》学だ」と
斜《しゃ》に構える

5
対《たい》戦相手の大尉《い》が、
射《しゃ》撃を封《ふう》印した

6
双《そう》方の取《と》り決めで、
事態を収《しゅう》拾した

7
卸《おろ》した商品が、
即《そく》日、返却《きゃく》された

8
邪念を断《た》ち、
漸《ようや》く斬《ざん》新《しん》な考えを出す

問題7

空欄に漢字を入れ、三字熟語をつくりましょう。

1
手 時 隙
□
給 賃 風

2
喫 鮭 飯
□
碗 漬 店

3
花 消 聖
□
器 台 師

4
黄 筋 試
□
石 郷 入

5
小 街 修
□
具 女 筋

6
鳥 四 信
□
翁 王 狗

7
東 青 甘
□
道 老 苔

8
青 航 絵
□
使 市 事

9
握 不 下
□
人 際 会

1

間

隙間風
時間給
手間賃

2

茶

飯茶碗
鮭茶漬
喫茶店

3

火

聖火台
消火器
花火師

4

金

試金石
筋金入
黄金郷

5

道

修道女
街道筋
小道具

6

天

信天翁《あほうどり》
四天王
烏天狗

7

海

甘海老
青海苔
東海道

8

空

絵空事
航空便
青空市

9

手

下手人
不手際
握手会

問題8

空欄に漢字を入れ、三字熟語をつくりましょう。

1
写 黒 猿
□
似 展 珠

2
初 居 肝
□
地 要 者

3
三 貴 八
□
品 奏 桜

4
親 鞍 駅
□
寺 鹿 車

5
古 混 大
□
巾 把 時

6
殺 岩 夏
□
呂 邪 景

7
福 擬 観
□
語 様 書

8
風 水 花
□
木 害 母

9
生 飲 一
□
法 卒 衛

1 真

写真展
黒真珠
猿真似

2 心

初心者
居心地
肝心要

3 重

三重奏
貴重品
八重桜

4 馬

親馬鹿
鞍馬寺
駅馬車

5 雑

古雑巾
混雑時
大雑把

6 風

殺風景
岩風呂
夏風邪

7 音

福音書
擬音語
観音様

8 水

風水害
水水母
花水木

9 兵

生兵法
飲兵衛
一兵卒

問題9

読みを換えた四字熟語です。もとの姿を突き止めてください。

1 いそ-ぐ　ころ-ぶ　なお-す　げ

2 がつ　した　こおり　ひと

3 うし-ろ　せい　おお-きい　こと

4 こと　み　な-い　ね

5 まえ　にん　いま-だ　ふ-む

6 とう　さむ-い　た-す　あつ-い

7 ち　か-わる　よろず　ば-ける

8 さき　しゅ　かなら-ず　まさ-る

解答9

1
急転直下《きゅうてんちょっか》
事態、情勢が急に変化し、物事が解決、決着に向かうこと。

2
月下氷人《げっかひょうじん》
縁結びの神。転じて、男女の縁をとりもつ人。媒酌人。

3
後生大事《ごしょうだいじ》
物をいつまでも大事にし、そこにしがみつくこと。

4
事実無根《じじつむこん》
事実であるという証拠が全くないこと。根も葉もないこと。

5
前人未踏《ぜんじんみとう》
今まで誰も足を踏み入れておらず、到達していないこと。

6
頭寒足熱《ずかんそくねつ》
頭を冷やして足部を温かくし、健康にいい状態にすること。

7
千変万化《せんぺんばんか》
非常にめまぐるしく、さまざまに変化すること。

8
先手必勝《せんてひっしょう》
人より先に攻められれば、必ず勝てるということ。

問題10

読みを換えた四字熟語です。もとの姿を突き止めてください。

1
つく-る　そ-る　う　ことわり

2
ほか　りょく　もと　ねが-う

3
じか　た-つ　ぶ　うご-く

4
あま　か-わる　じ　こと-なる

5
や　かた　み　にん

6
すえ　のり　おも-う　おも-う

7
しん　ひと-つ　ぶん　あざ

8
はな-れる　がっ　つど-う　ち-る

1

造《ぞう》反《はん》有《ゆう》理《り》

体制に追いつめられて起こす反逆には道理があるということ。

2

他《た》力《りき》本《ほん》願《がん》

他人をあてにすること。本来は阿弥陀仏によって救済されること。

3

直《ちょく》立《りつ》不《ふ》動《どう》

まっすぐに立った姿勢で、身動きしないこと。

4

天《てん》変《ぺん》地《ち》異《い》

自然界で起こる異変や災害。大規模な台風、地震、洪水など。

5

八《はっ》方《ぽう》美《び》人《じん》

誰に対しても要領よく振る舞うこと。また、そのような人。

6

末《まっ》法《ぽう》思《し》想《そう》

末法の世では、仏教が衰えて世が乱れるという思想。

7

真《ま》一《いち》文《もん》字《じ》

漢字の一の字のようにまっすぐなさま。一直線。

8

離《り》合《ごう》集《しゅう》散《さん》

離れたり、集まったりすること。

解答10

第5章

使うのに読めない書けない漢字編

上級●全200問

第５章には、一般の読み書き問題のほか、動詞・副詞・形容詞などの漢字、さらに、同音異義語の書き問題も加えました。記憶の呼び起こしも大切ですが、正しい漢字を新たに定着させるのも脳にとっては大事なこと。難しいからと簡単に諦めず、挑戦していきましょう。

※第5章は、200問あります。1問1点で自己採点して、
159ページの自己採点表に記入してみましょう。

問題1

生きものの名前です。漢字の読みを答えてください。

1 鴛鴦	5 金糸雀	9 鴉	13 栄螺
2 鶺鴒	6 懸巣	10 翡翠	14 虱
3 鶉	7 五十雀	11 松魚	15 虻
4 鷺	8 赤啄木鳥	12 鰈	16 塩辛蜻蛉

1 おしどり
カモ科の水鳥。雄は美しい飾り羽がある。仲のよい夫婦のたとえ。

2 せきれい
セキレイ科の小鳥の総称。水辺にすみ、長い尾を上下に振る。

3 うずら
キジ科の野鳥。丸みを帯びた体が特徴的。肉・卵ともに食用。

4 うそ
アトリ科の小鳥。口笛を吹くような声で鳴く。

5 カナリア
アトリ科の小鳥。羽色は黄色。原産地のカナリア諸島の名に由来。

6 かけす
カラス科の鳥。他の動物の音声や、物音をまねるのが得意。

7 ごじゅうから
ゴジュウカラ科の鳥。足を使い、木を上下に移動できる唯一の鳥。

8 あかげら
キツツキ科の鳥。下腹が赤い。日本の森林で一年中見られる。

9 からす
カラス科の鳥。雌雄とも同色、黒くて光沢がある。

10 かわせみ
カワセミ科の鳥。川辺にすむ。羽は美しい翡《ひ》翠《すい》色。

11 かつお
サバ科の海魚。日本には、春に来遊し秋に南下する。

12 かれい
カレイ科の海魚の総称。平たく、普通は体の右側に両目がある。

13 さざえ
沿岸の岩礁にすむ巻貝。厚い殻と太いとげ状の突起がある。

14 しらみ
シラミ目の昆虫の総称。哺《ほ》乳動物に寄生し、体表から血を吸う。

15 あぶ
アブ科の昆虫の総称。ハエに似るが、体も複眼も大きいのが特徴。

16 しおからとんぼ
トンボの一種。春から夏に現れる。雌は「麦《むぎ》藁《わら》蜻蛉《とんぼ》」ともいう。

問題2

生きものの名前です。漢字の読みを答えてください。

1 木の葉木菟	5 鷺	9 告天子	13 鰊
2 鶚	6 鶫	10 斑鳩	14 蛆
3 梟	7 朱鷺	11 章魚	15 馬大頭
4 山原水鶏	8 食火鶏	12 海鼠	16 瓢虫

1 このはずく
フクロウの一種。その鳴き声から「声の仏法《ぶっぽう》僧《そう》」と呼ばれる。

2 ひよどり
ヒヨドリ科の鳥。「ヒイヨヒイヨ」とやかましく鳴く。

3 ふくろう
フクロウ科の鳥の総称。すべてが肉食性で、多くが夜行性。

4 やんばるくいな
クイナ科の鳥。沖縄の山原《やんばる》だけに生息する飛べない鳥。

5 さぎ
サギ科の鳥の総称。くちばし・首・足が長く、水辺にすむ。

6 つぐみ
ツグミ科の鳥。秋、シベリアから大群で日本に飛来する冬鳥。

7 とき
トキ科の鳥。翼・尾羽は淡紅色（とき色）で、顔と足は赤い。

8 ひくいどり
ヒクイドリ科の鳥。驚異の脚力で「世界一危険な鳥」に認定。

9 ひばり
ヒバリ科の鳥。春になると、空高く舞い上がりながら鳴く。

10 いかる
アトリ科の鳥。黄色く太いくちばしで、堅い木の実もくだく。

11 たこ
タコ目の軟体動物の総称。吸盤のある8本足と墨を吐くのが特徴。

12 なまこ
海底にすむ棘皮《きょくひ》動物。体は円筒形で背面に突起がある。食用。

13 にしん
ニシン科の海水魚。別称は春告魚《はるつげうお》。「数の子」はニシンの卵。

14 うじ
ハエの幼虫。体は小さい円筒状で、頭や足ははっきりしない。

15 おにやんま
オニヤンマ科のトンボ。日本産では最大。体は黒地に黄色の横縞。

16 てんとうむし
テントウムシ科の昆虫。半球形で、背に赤や黒の斑点がある。

問題3

日本文化・歴史に関する言葉です。読みを答えてください。

1 歳神様

2 産湯

3 熨斗

4 盂蘭盆

5 活人剣

6 宮大工

7 傘寿

8 吾妻錦絵

9 重陽

10 烏帽子

11 尊王攘夷

12 御伽草子

13 徴兵令

14 枢密院

15 青鞜社

16 中尊寺金色堂

1 **としがみさま**
五穀を守り、豊年を祈る神様。新年とともにお迎えする。

2 **うぶゆ**
生まれたばかりの赤ん坊を初めて入浴させること。その湯。

3 **のし**
熨斗《のし》鮑《あわび》の小片を紙に挟んで水引で結び、祝儀の進物などに添える。

4 **うらぼん**
陰暦7月15日を中心に祖先の冥福を祈る仏事。盂《う》蘭《ら》盆《ぼん》会《え》。

5 **かつじんけん**
人を生かす正しい剣。殺傷のための剣も使い方で人を生かすの意味。

6 **みやだいく**
神社・仏閣などの建築を専門にする大工のこと。

7 **さんじゅ**
数え年の80歳のこと。また、その祝い。

8 **あずまにしきえ**
彩色木版刷りの浮世絵。江戸中期に絵師・鈴木春信が始めた。

9 **ちょうよう**
陰暦9月9日。菊の節句。古来、宮中では、観菊の宴を催した。

10 **えぼし**
公家・武家などの元服男子がかぶった、烏の羽のように黒い帽子。

11 **そんのうじょうい**
幕末期の、天皇の権威を絶対的とし、開国反対を主張する考え方。

12 **おとぎぞうし**
室町時代から江戸初期にかけて作られた、短編物語の総称。

13 **ちょうへいれい**
明治6年に公布された徴兵に関する法令。国民皆兵主義だった。

14 **すうみついん**
明治憲法下の天皇の最高諮問機関。内閣から独立した機関だった。

15 **せいとうしゃ**
明治から大正期の進歩的女性グループ。機関誌『青鞜』を発行した。

16 **ちゅうそんじこんじきどう**
岩手県平泉、中尊寺にある黄金に輝く仏堂。国宝。世界文化遺産。

問題4

日本文化・歴史に関する言葉です。読みを答えてください。

1 襖

2 葦簀

3 螺鈿

4 剣山

5 空薫物

6 鳥獣戯画

7 常磐津節

8 上巳

9 流鏑馬

10 白鳳文化

11 評定衆

12 御家人

13 勘解由使

14 五稜郭

15 元寇

16 比叡山延暦寺

1 **ふすま**

和室用の建具の一つ。格子組の木枠に布・紙などを張り重ねる。

2 **よしず**

葦の茎を編んで作った、すだれ状のもの。日除けや目隠しに使う。

3 **らでん**

貝殻の真珠色に光る部分を、漆器などにはめ込んだもの。工芸品。

4 **けんざん**

生け花用の花留めの一つ。金属の台に針を上向きに植えたもの。

5 **そらだきもの**

来客のある際、香炉を隠し置き、客室にくゆらせるために薫く香。

6 **ちょうじゅうぎが**

京都高山寺所蔵の絵巻。蛙・兎・猿・鳥獣などを描いたもの。

7 **ときわずぶし**

浄瑠璃の一流派。主に歌舞伎の舞踊劇の伴奏音楽として使われる。

8 **じょうし**

陰暦3月3日。宮中では曲水の宴を催した。桃の節句。雛の節句。

9 **やぶさめ**

射手が馬上から三つの的を射る。鎌倉鶴岡八幡宮の神事の一つ。

10 **はくほうぶんか**

白鳳時代の文化。遣唐使がもたらした大陸文化の影響を受けた。

11 **ひょうじょうしゅう**

鎌倉・室町幕府の職名。政務一般・訴訟などを手がけた。

12 **ごけにん**

幕府の譜代の武士。江戸時代には将軍直属で御目見《おめみえ》以下を指した。

13 **かげゆし**

平安初期の国司交代の際に、引き継ぎを監督した令外《りょうげ》の役人。

14 **ごりょうかく**

北海道函館市にある洋式城郭跡。明治維新時の箱館戦争の舞台。

15 **げんこう**

鎌倉時代の2度にわたる蒙古襲来のこと。文永の役、弘安の役。

16 **ひえいざんえんりゃくじ**

滋賀県大津市にある天台宗総本山。織田信長の焼き討ちにあった。

問題5

動詞・副詞・形容詞などです。読みを答えてください。

1 矯める

2 醸す

3 傍ら

4 挙って

5 著す

6 懇ろ

7 強ち

8 宥める

9 仄暗い

10 準える

11 靡く

12 肖る

13 徐に

14 偏に

15 窘める

16 漸く

解答5

1 **ためる**
曲げたり伸ばしたりして形を整えること。癖などを矯正すること。

2 **かもす**
酒や醤油を醸造する。また、ある状態や雰囲気を生みだすこと。

3 **かたわら**
そば。すぐ近く。また、あることをしながら、その一方で。

4 **こぞって**
一人残らず、全員で。「国民が挙って祝う祭」。

5 **あらわす**
書物を書いて世に出すこと。著作すること。

6 **ねんごろ**
心のこもっているさま。親密なこと。特に、男女の親しいさま。

7 **あながち**
断定しきれない気持ちを表す。必ずしも。一概には。

8 **なだめる**
怒りや不満を和らげ静める。事を荒立てないよう取りなす。

9 **ほのぐらい**
物の輪郭がぼんやりと見える程度の暗さ。うす暗い。

10 **なぞらえる**
同類・同格とみなす。また、他のものに似せる。

11 **なびく**
風や水の勢いに従い横にゆらめく。また、相手の威力に服従する。

12 **あやかる**
好ましい影響を受けて同様の状態になる。影響を受けて変化する。

13 **おもむろに**
落ち着いて事を始めるさま。静かに。ゆるやかに。

14 **ひとえに**
ただそのことだけをするさま。いちずに。もっぱら。

15 **たしなめる**
よくない点に対して注意を与える。いましめる。

16 **ようやく**
長い時を経たのちに、また、苦労の結果、望みが実現するさま。

問題6

動詞・副詞・形容詞などです。読みを答えてください。

1 賄う

2 戦ぐ

3 誂える

4 円やか

5 括る

6 齎す

7 恰も

8 悼む

9 嘸かし

10 姦しい

11 感ける

12 詳らか

13 素見す

14 斂い

15 逆上せる

16 託ける

解答6

1 **まかなう**
費用・人手などを用意する。食事を調えて出す。切り盛りする。

2 **そよぐ**
風に吹かれて、草や木の葉がかすかに音を立てて揺れ動く。

3 **あつらえる**
自分の思いどおりに作らせる。注文して作らせる。

4 **まろやか**
丸みを帯びているさま。口当たりが、なめらかなさま。

5 **くくる**
紐などで巻いて締める。ばらばらになっているものをまとめる。

6 **もたらす**
持ってくる。持っていく。引き起こす。

7 **あたかも**
形や性質などを、よく似ている物事にたとえて形容する語。

8 **いたむ**
人の死を悲しみ嘆く。「友の死を悼む」。

9 **さぞかし**
「さぞ」を強めて言う語。さだめし。さぞや。

10 **かしましい**
大いに耳障りである。やかましい。騒々しい。

11 **かまける**
あることに気を取られて、他のことをなおざりにすること。

12 **つまびらか**
詳しく明らかなさま。細かい点まではっきりしているさま。

13 **ひやかす**
冗談を言って相手をからかう。買う気もないのに品定めする。

14 **えぐい**
あくが強くて、えがらっぽい感じ。また、むごたらしいさま。

15 **のぼせる**
頭に血が集まって顔が熱くなり、ぼうっとする。熱中する。

16 **かこつける**
他の事実を口実にする。言い訳にする。

次の言葉を漢字で書いてください。

1 キセル

2 すいとう
現金を◯◯する

3 しゅうあく

4 げだつ

5 かいこ
子どもの頃を◯◯する

6 きえ

7 あまがっぱ

8 からくさもよう

9 コスモス

10 かぼちゃ

11 みりょう
観衆を◯◯する演技

12 ところてん

13 だいごみ

14 かんこどり

15 じょうもんじだい

16 ねんざ

1 煙管
刻みタバコを吸うための道具。また、「煙管乗車」の略としても。

2 出納
金銭や物品を出し入れすること。収入と支出。

3 醜悪
容姿がみにくいこと。心や行いがさもしく見苦しいこと。

4 解脱
束縛から解き放たれて、自由の境地に到達すること。悟ること。

5 懐古
昔のことを懐かしく思うこと。「懐古趣味」。

6 帰依
神仏や高僧を信じて、その力にすがること。「仏道に帰依する」。

7 雨合羽
雨のときに着る、マント状の防水服のこと。

8 唐草模様
織物や染物などで、つる草が絡み合うさまを図案化した模様。

9 秋桜
秋に白・紅・桃色などの花をつけるキク科の一年草。あきざくら。

10 南瓜
大形の実を野菜として食する、ウリ科のつる性一年草。なんきん。

11 魅了
人の心を引きつけて、夢中にさせること。

12 心太
テングサを煮溶かし、型で冷やし固めた食品。「こころぶと」の転。

13 醍醐味
物事の本当の面白さ。深い味わい。仏教で「最高の美味」の意味。

14 閑古鳥
カッコウの別名。「閑古鳥が鳴く」は客が来ず商売が流行らないさま。

15 縄文時代
縄文土器を製作・使用した時代。旧石器時代の後、弥生時代の前。

16 捻挫
手や足などの関節をくじくこと。靭帯《じんたい》や腱《けん》が損傷された状態。

問題8

次の言葉を漢字で書いてください。

1 せんばづる

2 かんぺき

3 かば
動物園の〇〇

4 しょうねんば

5 はまゆう

6 いそうろう

7 もうじゃ
金の〇〇

8 ついでに
買い物の〇でに

9 きかがく

10 わきまえる
礼儀を〇える

11 そげき

12 もうら

13 ギョーザ

14 れいげん
〇〇あらたかな観音様

15 こんりんざい

16 おっしゃる
先生が〇る

1 千羽鶴
多くの折り鶴を糸で連ねたもの。祈願や病気回復のために作る。

2 完璧
欠点や不足がなく、非常に立派なこと。そのさま。

3 河馬
河川や湖沼で暮らす、カバ科の哺《ほ》乳類。体重は2~3トンもある。

4 正念場
真価を問われる大事な場面。元は歌舞伎・浄瑠璃などの見せ場。

5 浜木綿
ヒガンバナ科の常緑多年草。暖地の海岸に自生。白い花が咲く。

6 居候
他人の家にただで置いてもらうこと。寄食すること。食客。

7 亡者
死んだ人。まだ成仏せず迷っている魂。執念に取りつかれた者。

8 序でに
何かをするその機会を利用して、一緒に。

9 幾何学
図形や空間の性質を研究する数学の一部門。幾何。

10 弁える
物事の区別や善悪の区別をする。人としての道理を承知している。

11 狙撃
銃で、狙って撃つこと。「狙撃手」。

12 網羅
人を束縛するもの。また、あることに関するすべてを集めること。

13 餃子
中国料理の一つ。小麦粉の薄皮で野菜・ひき肉などを包んだもの。

14 霊験
神仏が示す不思議な感応や利益《りやく》。験《げん》。利生《りしょう》。れいけん。

15 金輪際
物事の極限。行きつくところ。仏教で大地の最下底のところ。

16 仰る
「言う」の尊敬語。言われる。おおせられる。

問題9

次の言葉を漢字で書いてください。

1 そうなん

2 なついん

3 さらさ

4 うちわ
○○であおぐ

5 いかり
船の○を下ろす

6 はけ
○○でペンキを塗る

7 すいさいが

8 マーボーどうふ

9 ゼロせん

10 ぼくとつ
○○な人柄

11 インド

12 からふと

13 くつじょく

14 びんせん
○○を封筒に入れる

15 おぼつかない
足元が○○ない

16 とくそくじょう

解答9

1 遭難
災難に遭うこと。特に、登山や航海などで危険に遭うこと。

2 捺印
印判を押すこと。また、その印影。押印。「署名捺印する」。

3 更紗
綿布や絹布などに、人物・花などの模様を多色で染め出したもの。

4 団扇
あおいで風を起こす道具。細い竹の骨に紙を円形に張ったもの。

5 錨
船が流れないように、綱や鎖につけて水底に沈めるおもり。碇。

6 刷毛
獣毛などを束ねて柄をつけたもの。塗料や糊などを塗るのに使う。

7 水彩画
水彩絵の具で絵を描くこと。また、そうして描かれた絵。

8 麻婆豆腐
中国、四川料理の一つ。豆腐・ひき肉・唐辛子などの炒め煮。

9 零戦
旧日本海軍の「零式艦上戦闘機」の通称。第二次世界大戦で使用。

10 朴訥
飾り気がなく、口数が少ないこと。また、そのさま。木訥。

11 印度
アジア南部の連邦共和国。インド半島の大半を占める国。

12 樺太
北海道の北に、南北に長く連なる島。ロシア名はサハリン。

13 屈辱
屈服させられて恥ずかしい思いをさせられること。「屈辱的」。

14 便箋
手紙を書くための用紙。書簡箋。

15 覚束ない
物事の成り行きが疑わしい。はっきりしない。心もとない。

16 督促状
約束の履行や物事の実行を促す、催促の手紙。「督促状が届く」。

問題10

次の言葉を漢字で書いてください。

1 ささめゆき

2 ひとしお
感慨も○○だ

3 にがり
豆腐作りに○○を使う

4 こうけん
社会に○○する

5 りゅうさん

6 どろぬま

7 けんじょうご
尊敬語と○○○

8 るろう

9 かんとく
工事現場を○○する

10 つぶさに
事の次第を○に報告する

11 ちき
彼は十年来の○○だ

12 ほご
契約を○○にする

13 かがくせんい

14 のうこうそく

15 ちょうつがい

16 あぐら

1 細雪
細かに降る雪。また、まばらに降る雪。

2 一入
染物を染め汁に1回浸すこと。程度が一段と増すこと。いっそう。

3 苦汁
海水から食塩を取った後の苦い残液。豆腐の凝固剤などに使う。

4 貢献
物事や社会に力を尽くして、よい結果をもたらすこと。寄与。

5 硫酸
無機酸の一つ。無色の液体。酸性がきわめて強く金属を溶かす。

6 泥沼
泥深い沼。一度入ると抜け出ることが困難な悪い状況のこと。

7 謙譲語
敬語の一つ。自分側をへりくだって言うことで相手に敬意を表す。

8 流浪
住むところを定めずに、さまよい歩くこと。さすらい歩くこと。

9 監督
取り締まったり、指図をしたりすること。また、その人。

10 具に
細かくて、詳しいさま。ことごとく。「備に」「悉に」とも書く。

11 知己
自分のことをよく理解してくれている人。親友。知り合い。知人。

12 反故
書き損なっていらない紙。不要なもの。無効。取り消し。破棄。

13 化学繊維
石油などから、化学的な合成や加工によって作られる繊維。化繊。

14 脳梗塞
脳の血管が詰まり、血行が阻害され脳の機能が障害を受けた状態。

15 蝶番
開き戸などを開閉するために取り付ける金具。形が蝶に似る。

16 胡座
両足を組んで座ること。また、その座り方。こざ。

問題11

次の言葉を漢字で書いてください。

1 ふとう
船が港の○○に着いた

2 にんぷ
○○さんに席を譲る

3 のどもと

4 いるか

5 つまようじ

6 バケツ

7 ビール

8 だっきゅう

9 はんらん
豪雨で川が○○した

10 しゃしょう
ワンマンバスには○○がいない

11 あいまい

12 ぞうきん

13 げんち
相手から○○を取る

14 うやうやしい
○しい態度で接する

15 せいり
せいとん

16 ようほう
じょう
○○○で蜂蜜を取る

1 埠頭
港湾内で、船をつけ、乗客の乗降や貨物の積み降ろしをする区域。

2 妊婦
妊娠している女性のこと。「妊婦服」。

3 喉元
喉のあたり。また、首の付け根のあたり。ものの重要な部分。

4 海豚
小形のハクジラ類の総称。群をなして泳ぎ、知能が高い。

5 爪楊枝
歯に挟まった物を取ったり、食べ物を刺したりする小さい楊枝。

6 馬穴
金属や合成樹脂などで作った、水などを入れる桶状の容器。

7 麦酒
麦芽にホップを加えて発酵させた、苦みのあるアルコール飲料。

8 脱臼
骨の関節がはずれること。ほねちがい。「右肩を脱臼する」。

9 氾濫
河川などの水が増えて、あふれ出ること。事物が多く出回ること。

10 車掌
列車・電車・バスなどで、車内のいろいろな事務を扱う乗務員。

11 曖昧
態度や物事がはっきりしないこと。怪しくて疑わしいこと。

12 雑巾
拭き掃除で、汚れを拭き取るのに用いる布。「雑巾掛け」。

13 言質
あとで証拠となるような約束の言葉。ことばじち。

14 恭しい
丁寧で礼儀正しい。相手を敬って、丁重に振る舞うさま。

15 整理整頓
不要な物を捨てたり、物を整えたりすること。

16 養蜂場
蜂蜜や蜜蝋などの採取のために、ミツバチを飼育している所。

問題12

同音異義語です。空欄に当てはまる漢字を書いてください。

1 イドウ

❶九州支社へ□□になった

❷次の会場へ□□する

2 エイキ

❶酒席で□□を養う

❷敵の□□を挫く

3 オンワ

❶気候の□□な土地

❷□□な性格の人

4 カキ

❶□□講習会に出る

❷海の家は、□□施設

5 キョウソウ

❶生存□□に生き残る

❷障害物□□に出る

6 ゲンジョウ

❶□□を打破する

❷□□に復する

7 コジ

❶社長就任を□□する

❷自説を□□する

8 コウガン

❶□□の美少年

❷□□無恥な男

解答12

1

❶ **異動** ❷ **移動**

異動は、職場での地位や勤務地などが替わること。人事の異動をいう。移動は、実際に人や物が動いて場所を替えること。

2

❶ **英気** ❷ **鋭気**

英気は、優れた才能。大いに活動しようとする気力や元気のこと。鋭気は、鋭くて激しい気性や気勢のこと。

3

❶ **温和** ❷ **穏和**

温和は、気候が穏やかで、寒暖の差があまりないさま。穏和は、性格が穏やかでやさしく、落ち着いているようすをいう。

4

❶ **夏期** ❷ **夏季**

夏期は、夏の期間をさす。「夏期合宿」や「夏期大学」など。夏季は、夏の季節のこと。「夏季国体」の類に使う。

5

❶ **競争** ❷ **競走**

競争は、勝敗や優劣を競い合うこと。競走は、一定の距離を走って速さを競うこと。陸上競技の一つでもある。

6

❶ **現状** ❷ **原状**

現状は、今、現在の状態のこと。原状は、もとのままのありよう、以前の状態をさす。「原状に復す」はもとの状態に戻すこと。

7

❶ **固辞** ❷ **固持**

固辞は、固く辞退すること。固持は、自分の意見や主張を持ち続けて変えないこと。

8

❶ **紅顔** ❷ **厚顔**

紅顔は、年が若く血色のよい顔のこと。男性についていう。厚顔は、ずうずうしくて恥知らず、面の皮の厚いこと。

問題13

同音異義語です。空欄に当てはまる漢字を書いてください。

1 ジュウショウ
❶事故で□□を負う
❷彼の病は□□だ

2 セイヤク
❶忠誠を□□する
❷取引が□□した

3 タンキュウ
❶金塊を□□する
❷真理を□□する

4 チンセイ
❶インフレが□□する
❷暴動が□□する

5 テキセイ
❶□□価格で販売する
❷□□検査を受ける

6 トクチョウ
❶□□を生かす
❷□□のある声

7 テンカ
❶戦況が□□する
❷責任を□□する

8 ドウシ
❶男□□、女□□
❷□□を募る

1

❶重傷 ❷重症

重傷は、程度の重い傷。大けがのこと。重症は、病気やその症状が重いこと。程度が甚だしい状態にもいう。

2

❶誓約 ❷成約

誓約は、固く誓うこと。その誓いのことをさす。成約は、契約が成り立つこと。その契約のことをさす。

3

❶探求 ❷探究

探求は、ある物を探し出して手に入れようとすること。探究は、物事の意義や本質を探って、見極めようとすること。

4

❶沈静 ❷鎮静

沈静は、一時的な物騒がしさが収まり、もとの静けさに戻ること。鎮静は、騒ぎ・興奮などが静まること。

5

❶適正 ❷適性

適正は、よく当てはまって正しいこと。適性は、性格や性質がその物事に適していること。「適性検査」は素質を判定するための検査。

6

❶特長 ❷特徴

特長は、他よりも特に優れている点。特別の長所。特徴は、他ととりわけ違って目立つ点のこと。事の善し悪しは関係ない。

7

❶転化 ❷転嫁

転化は、ある状態が他の状態に変わること。転嫁は、自分の過ちや責任を、他人になすりつけたり、押しつけること。

8

❶同士 ❷同志

同士は、身分や境遇、性質などが互いに共通している人。仲間。同志は、志や主義・主張を同じくすること。その人のことをさす。

問題14

同音異義語です。空欄に当てはまる漢字を書いてください。

1 トウカツ

❶ 皆の意見を□□する

❷ 会社組織を□□する

2 ハイフ

❶ 駅前でビラを□□する

❷ 会議で資料を□□する

3 フヨ

❶ 有給休暇を□□する

❷ 天が□□した才能

4 ヘイコウ

❶ □□する二本の線

❷ 二台の車が□□して走る

5 ホショウ

❶ 身元を□□する

❷ 安全を□□する

6 メイゲン

❶ □□を吐く

❷ □□を避ける

7 ヨウケン

❶ 早速、□□を伝える

❷ 法律上の□□を満たす

8 レンパ

❶ 強豪相手に□□する

❷ 世界大会で三□□する

1 ❶ **統括** ❷ **統轄**

統括は、ばらばらのものを一つにまとめること。統轄は、多くの人や機関を一つにまとめて管轄すること。

2 ❶ **配布** ❷ **配付**

配布は、広く行き渡るように配ること。配付は、一人一人に配って渡すこと。また、「配賦」は、個々に割り当てること。

3 ❶ **付与** ❷ **賦与**

付与は、名誉・権限・称号などを授け与えること。賦与は、分け与えること。生まれつき与えられていること。

4 ❶ **平行** ❷ **並行**

平行は、どこまで延長しても永遠に交わらないさま。並行は、並び進むこと。物事が同時に進むこと。

5 ❶ **保証** ❷ **保障**

保証は、大丈夫、確かだと請け合うこと。保障は、責任を持って、障害のないよう保つこと。また、損なわれないよう守ること。

6 ❶ **名言** ❷ **明言**

名言は、事柄の本質をうまく表現した言葉。名句。明言は、はっきりと言いきること。言明すること。

7 ❶ **用件** ❷ **要件**

用件は、なすべき事柄や、伝えるべき事柄。要件は、大切な用件、必要な条件のこと。法律用語の「法律要件」にもいう。

8 ❶ **連破** ❷ **連覇**

連破は、続けて相手を負かすこと。連覇は、競技などで、続けて優勝すること。「覇者」は、武力・権力で天下を治める者のこと。

第6章

手強いけど覚えたくなる難漢字編

上級〜難問●全192問

第６章は、読めるけれど漢字で書くとなると難しい言葉、見たことはあっても、全く読める気がしない言葉など、難問ばかりを揃えました。でも、悩むことで脳は活性化するのです。うんと悩んで考えて、覚えられるまで何度でも繰り返し挑戦してください。

※第6章は、192問あります。1問1点で自己採点して、
159ページの自己採点表に記入してみましょう。

問題1

次の言葉を漢字で書いてください。

1 けいこく
紅葉の◯◯

2 ごろ
言葉の◯◯がいい

3 そうしつ
自信を◯◯する

4 じゅうたい
道路が◯◯する

5 どんちょう
芝居の◯◯が上がる

6 よくそう

7 しゅうわい

8 でいすい
◯◯するまで飲む

9 ごぼう
きんぴら◯◯

10 しゃふつ

11 けいちょう
◯◯費を出す

12 えしゃく

13 いけい
◯◯の念を抱く

14 ぜいたく

15 こけ
◯◯にする

16 らくのう

1 渓谷
山と山の間の、川の流れているところ。

2 語呂
言葉の言い回し。続き具合。語調。「語呂合わせ」の略。

3 喪失
うしなうこと。多く抽象的なことについていう。

4 渋滞
物事が滞って、なかなか進まないこと。つかえて流れないこと。

5 緞帳
現代の劇場で舞台の仕切りで上下に開閉する幕。昔は引き幕。

6 浴槽
湯ぶね。ふろおけ。入浴のための湯を入れる容器。

7 収賄
不正な意図による金品を受け取ること。対義語は「贈賄」。

8 泥酔
正体をなくすほど、ひどく酔っぱらうこと。

9 牛蒡
キク科の植物。根はまっすぐで、細長く茶褐色、食用になる。

10 煮沸
水などを火にかけて、煮立たせること。「煮沸消毒」。

11 慶弔
結婚・出産などの喜び事と葬式。祝い事と不幸。

12 会釈
軽く挨拶や礼を交わすこと。また、それを表す所作。

13 畏敬
崇高なものや偉大な人を、心からおそれ敬うこと。

14 贅沢
必要な程度を超えて、物事に金銭や物を使うこと。

15 虚仮
思慮や分別が浅いこと。愚かなこと。また、そのような人。

16 酪農
牛や羊などを飼い、乳や乳製品、加工品などを作る農業。

問題2

次の言葉を漢字で書いてください。

1 ばってき

2 はんぷ
無料で◯◯する

3 かんせい
◯◯な住宅街

4 さいほう
針と糸は◯◯道具

5 はちまき
ねじり◯◯

6 ていねい

7 さいえん
◯◯といわれる女性

8 ろうか
学校の◯◯を走るな

9 ひょうろう
◯◯攻め

10 きょうさ

11 らくがん

12 さいしょう
一国の◯◯

13 げんめつ
その本性に◯◯する

14 くちぐせ

15 もんぜつ

16 かいじゅう
◯◯策を考える

1 抜擢
多くの人の中から、特に引き抜いて用いること。

2 頒布
品物や資料などを、広く配ること。

3 閑静
もの静かで落ち着いたようす。土地や住居が落ち着いているさま。

4 裁縫
布を裁って、衣服に縫い上げること。針仕事。

5 鉢巻
頭を布や手ぬぐいなどで巻くこと。また、その布のこと。

6 丁寧
注意深く心が行き届くこと。また、手厚く礼儀正しいこと。

7 才媛
高い教養や才能のある女性。才女。

8 廊下
建物内の部屋と部屋をつなぐ、細長い通路のこと。

9 兵糧
戦時における将兵の食糧。転じて、一般に食糧のこと。

10 教唆
ある事を起こすよう教え、そそのかすこと。「教唆犯」。

11 落雁
空から舞い降りる雁。また、干菓子の一種。

12 宰相
首相。総理大臣。昔の中国で天子の政務を補佐した官のこと。

13 幻滅
理想化・美化していたものの、現実の姿に気づいて落胆すること。

14 口癖
習慣のようになっている言葉遣い。よく使う言葉。

15 悶絶
もだえ苦しんで気絶すること。「激痛のあまり悶絶する」。

16 懐柔
上手に話を持ちかけ、思いどおりに従わせること。手なずけること。

問題3

次の言葉を漢字で書いてください。

1 ほうしゅう ◯◯を支払う

2 たいぐう ◯◯の改善

3 ふうし 社会◯◯

4 へきえき

5 しょうゆ

6 たいほ 現行犯を◯◯する

7 はけん 人材を◯◯

8 しょうれい スポーツを◯◯する

9 ちじょく ◯◯を受ける

10 しょうそう 時期◯◯

11 みすい

12 しゅんめ

13 えいごう

14 とっさ

15 そんしょく ◯◯のない出来

16 しっき ◯◯の椀で食事

1 報酬
労働や物の使用などに対する、お礼の金銭や物品。

2 待遇
客などをもてなすこと。職場などでの地位・給与などの取り扱い。

3 諷刺
社会・人物の欠点などを遠回しに批判すること。「風刺」は当て字。

4 辟易
ひどく迷惑して、うんざりすること。閉口すること。

5 醤油
日本独特の調味料の一種。大豆・小麦の麹を熟成させてつくる。

6 逮捕
人の身体の行動の自由を奪うこと。めしとること。

7 派遣
ある使命をもって、送り遣わすこと。命じて出張させること。

8 奨励
ある事柄をよいこととして評価し、すすめ励ますこと。

9 恥辱
体面・名誉などを傷つけること。はずかしめ。

10 尚早
それをするには、まだ早すぎること。まだその時期でないこと。

11 未遂
ある事をしようと計画しながら、目的を達しなかったこと。

12 駿馬
足の速い、優れた馬。しゅんば。

13 永劫
きわめて長い年月。永久。永遠。「未来永劫忘れない」。

14 咄嗟
きわめて短い時間。あっという間。一瞬。「咄嗟の判断」。

15 遜色
他に比べて、劣っていること。見劣り。

16 漆器
漆を塗って仕上げた器物。塗り物。工芸品の一種。

次の言葉を漢字で書いてください。

問題4

1 こっき　〇〇心を培う

2 はにわ

3 みずおち　〇〇が痛む

4 きばつ　〇〇な発想

5 ぐち　〇〇をこぼす

6 はしご　〇〇をかける

7 あいさつ

8 うたかた　〇〇の恋

9 きぜん　〇〇たる態度

10 せいきょ　ご〇〇を悼む

11 ろうごく

12 へいか　天皇〇〇にお会いする

13 てつびん

14 せっちゅう　和洋〇〇

15 むすめむこ

16 せんさく　証拠の有無を〇〇する

1 **克己**
自分に打ち勝つこと。衝動や欲望を自分の意志で抑えること。

2 **埴輪**
古墳の上部や周囲に並べられた、素焼きの土製品。

3 **鳩尾**
胸骨の下、胸の中央にあるくぼんだところ。みぞおち。きゅうび。

4 **奇抜**
きわめて風変わりで、人の意表をついていること。また、そのさま。

5 **愚痴**
言ってもしかたないことを言って嘆くこと。

6 **梯子**
高い所へ寄せかけて登る道具。かけはし。「梯子酒」の略も。

7 **挨拶**
人と会ったときや別れるときに交わす、儀礼的な言葉や動作。

8 **泡沫**
水面にできる泡。はかないもののたとえに使う。

9 **毅然**
意志が強く、物事に動じないさま。意志・信念を強く貫くさま。

10 **逝去**
「死ぬ」の尊敬語。亡くなること。弔電は「ご逝去」を使うのが礼儀。

11 **牢獄**
罪人を監禁する所。牢屋。囚われていることの比喩にも使う。

12 **陛下**
天皇・皇后・皇太后・太皇太后の尊称。

13 **鉄瓶**
湯を沸かす、つると注ぎ口のついた鋳鉄製の容器。「南部鉄瓶」。

14 **折衷**
あれこれと取捨して、適当なところをとること。

15 **娘婿**
娘の夫。女婿。結婚後、妻の姓を名のれば「婿養子」。

16 **詮索**
細かい点までつきつめて、調べ求めること。「穿鑿」とは違う。

問題5

次の言葉を漢字で書いてください。

1 やけ
〇〇を起こす

2 しんし
〇〇に取り組む

3 はくしゃく

4 よくよう
〇〇をつけて話す

5 いかく
武力で〇〇する

6 ひめん
大臣を〇〇する

7 ちょうあい
王の〇〇を受ける

8 みかん
〇〇の花咲く丘

9 あですがた

10 けいこ

11 あくらつ

12 いちぜん
〇〇飯

13 しかん
筋肉が〇〇する

14 さんろく
富士〇〇

15 ばら
〇〇には棘がある

16 ざんげ

1 自棄
どうにでもなれという気持ちで、思慮のないふるまいをすること。

2 真摯
真面目で熱心なこと。また、そのようす。

3 伯爵
もと五等爵（公・侯・伯・子・男）の第三位。

4 抑揚
音声や文章などで、調子を上げたり下げたりすること。

5 威嚇
おどかすこと。おどしつけること。

6 罷免
公務員をその意に反して辞めさせること。免職。

7 寵愛
上の者が、下の特定の者を非常にかわいがること。

8 蜜柑
柑橘類の一つ。黄色く丸い果実は、甘味・酸味がある。

9 艶姿
女性の色っぽく美しい姿。「晴れ着を着た艶姿」。

10 稽古
武芸や芸事などを習うこと。その練習をすること。「台詞の稽古」。

11 悪辣
情け容赦なく、たちが悪いこと。あくどいこと。

12 一膳
いくつかある膳の一つ。一杯のご飯。箸の一対。

13 弛緩
緊張しているものが、ゆるむこと。たるむこと。「緊張と弛緩」。

14 山麓
山のふもと。山のすそ。

15 薔薇
バラの花。茨。「そうび」とも読む。

16 懺悔
神仏の前で罪悪を告白し、悔い改めること。

問題6

次の漢字の読みを答えてください。

1 枕頭	5 畢竟	9 雪ぐ	13 蒐集
2 螺旋	6 簾	10 啞然	14 壺中
3 確と	7 俗諺	11 鼾	15 蔑ろ
4 素封家	8 矢鱈	12 凄絶	16 見巧者

解答6

1 ちんとう
まくらもと。まくらべ。枕上。「枕頭の書」。

2 らせん
巻貝の殻のように、ぐるぐると巻いていること。「螺旋階段」。

3 しかと
はっきりしているさま。物事を完全に行うさま。びっしりと。

4 そほうか
金持ち。財産家。領地はないが、商業などの蓄財で富を築いた人。

5 ひっきょう
究極。絶対。結局。最終的に一つの結果に落ち着くさま。

6 すだれ
細く割った竹や葦を糸で編み連ねたもの。日除け。す。れん。

7 ぞくげん
世間で言われていることわざ。俚諺《りげん》。ちまたの風説。

8 やたら
秩序や節度のないさま。筋が通らないさま。むちゃくちゃ。

9 そそぐ
汚名・冤罪などを晴らし、名誉を挽回する。汚れを除く。清める。

10 あぜん
思いがけない出来事に驚き、あきれて声も出ないさま。

11 いびき
睡眠中に鼻や口からうるさい音を出すこと。また、その音。

12 せいぜつ
非常に凄まじいさま。ものすごいさま。「凄絶な戦い」。

13 しゅうしゅう
寄せ集めること。趣味・研究のために集めること。コレクション。

14 こちゅう
壺の中。臆病な者。小心者のこと。「壺中の天地」。

15 ないがしろ
あってもないもののように軽んじること。しまりのないさま。

16 みごうしゃ
芝居などを見慣れていて、見方が上手なこと。そのような人。

問題7

次の漢字の読みを答えてください。

1 生贄
2 鍍金
3 痣
4 嬰児
5 接骨木
6 騒擾
7 筆鋒
8 糅す
9 犀利
10 燦燦
11 黴
12 鼈甲
13 律呂
14 艶冶
15 蓋世
16 没義道

1 **いけにえ**
人や動物を生きたまま神に供えること。目的の犠牲になること。

2 **めっき**
装飾・防食などのため、金属面を他の金属の薄膜で覆うこと。

3 **あざ**
皮膚にできる赤・青・紫などの斑紋。体を強く打った後にも出る。

4 **えいじ**
生まれて間もない子ども。あかんぼう。乳飲み子。

5 **にわとこ**
スイカズラ科の落葉低木。庭木に多い。花・茎・葉は薬用に。

6 **そうじょう**
集団で騒ぎを起こし、社会の秩序を乱すこと。騒乱。擾乱。

7 **ひっぽう**
筆の穂先。筆の運び方や文章の勢い。「筆鋒鋭く批評する」。

8 **なめす**
動物の皮から毛や脂を除き、薬品処理で皮を柔らかくすること。

9 **さいり**
刃物などが硬く鋭いさま。才知が鋭く、物を見る目が正確なさま。

10 **さんさん**
太陽などが明るく光り輝くさま。彩りが鮮やかで美しいさま。

11 **かび**
植物・飲食物・衣類などの表面に寄生する、菌類の総称。

12 **べっこう**
海亀の一種、タイマイの甲。櫛・笄《こうがい》・眼鏡の縁などに多く用いる。

13 **りつりょ**
日本音楽で、律と呂をあわせたもの。十二律・音律・音階など。

14 **えんや**
女性がなまめかしくて美しいこと。そのさま。

15 **がいせい**
世を覆いつくすほどに、才能や気力があり優れていること。

16 **もぎどう**
人の道にはずれること。非道。むごいこと。不人情なこと。

問題8

次の漢字の読みを答えてください。

1 快哉

2 膝下

3 獰猛

4 殿

ひらがな4文字で

5 城砦

6 吉丁虫

7 旱魃

8 蹂躙

9 窶れる

10 趨勢

11 沓石

12 牝牡

13 鬣

14 野狐

15 黙禱

16 翻筋斗

1 かいさい
「ああ、愉快だ」と思うこと。胸がすくこと。「快哉を叫ぶ」。

2 しっか
ひざもと。庇護者のもと。手紙で父母などの宛名に使う脇付の一つ。

3 どうもう
性質が荒く乱暴であること。また、そのさま。「獰猛な動物」。

4 しんがり
退却する軍列の最後尾にあって、的の追撃を防ぐこと。その軍隊。

5 じょうさい
城と砦。また、城。「城砦を築く」。

6 たまむし
タマムシ科の甲虫。光沢を放つ金緑色の翅《はね》が、装飾に用いられた。

7 かんばつ
雨が長く降らず、農作物に必要な水が乾ききること。日照り。

8 じゅうりん
踏みにじること。暴力や権力で他の権利を侵したりすること。

9 やつれる
病気・心労などで、やせ衰える。みすぼらしくなる。落ちぶれる。

10 すうせい
ある方向へと動く勢い。社会などの全体の流れ。「時代の趨勢」。

11 くついし
柱や束柱《つかばしら》（短い柱）の下に据える土台の石。柱石。礎盤。

12 ひんぼ
動物のめすとおす。雌雄。もとは、牛のめすとおすのこと。

13 たてがみ
馬・ライオンなどの首の背面に生えている長い毛。たちがみ。

14 やこ
野にすむ野生の狐。のぎつね。また、狐の憑き物にもいう。

15 もくとう
無言で、神や死者の霊に祈ること。「黙禱をささげる」。

16 もんどり
とび上がり、空中で一回転すること。とんぼ返り。「翻筋斗打つ」。

問題9

次の漢字の読みを答えてください。

1 一瞥

2 堰塞

3 叢

4 浮腫

5 欽慕

6 領袖

7 山梔子

8 荼毘

9 釉薬

10 蓋し

11 躑躅
ひらがな3文字で

12 陋屋

13 正閏

14 鼎談

15 破落戸

16 酣
ひらがな4文字で

1 いちべつ
ひと目だけ、ちらっと見ること。「一瞥を投げる」。

2 えんそく
水の流れを土砂などでせき止めること。「堰塞湖」。

3 くさむら
草が群がり生えている所。

4 むくみ
むくむこと。また、むくんだもの。ふしゅ。「浮腫がとれる」。

5 きんぼ
敬い慕うこと。敬慕。「欽慕の情がわく」。

6 りょうしゅう
襟と袖。人の頭に立つ人。主となる人。「派閥の領袖」。

7 くちなし
アカネ科の常緑低木。夏、枝先に芳香のある白い花をつける。

8 だび
遺体を焼いて弔うこと。火葬。「荼毘に付す」。

9 ゆうやく
素焼きの陶磁器の表面にかけて用いる溶液。うわぐすり。

10 けだし
確信をもって推量するさま。「蓋し名言というべきだろう」。

11 つつじ
ツツジ科ツツジ属の植物。白・紅・紫など、漏斗形の花をつける。

12 ろうおく
狭くてみすぼらしい家。また、自分の家をへりくだっていう語。

13 せいじゅん
平年と閏《うるう》年。また、正しい系統とそうでない系統のこと。

14 ていだん
鼎《かなえ》の足のように、3人が向かい合って話をすること。

15 ごろつき
定職ももたず住所不定で、人の弱みにつけいる、ならず者。無頼漢。

16 たけなわ
行事・季節などが最も盛んになった時。真っ盛り。「宴も酣」。

問題10

次の漢字の読みを答えてください。

1 兇刃	5 甍	9 蹲踞 力士が蹲踞の姿勢を取る	13 雌蕊
2 知悉	6 粔籹	10 錫杖	14 馴致
3 徒に	7 象る	11 衣桁	15 鎹
4 胡乱	8 吃逆	12 椿寿	16 夏安居

解答10

1 きょうじん
人を殺傷するために用いる刃物。「兇刃に倒れる」。

2 ちしつ
物事について、細かい点まで知っていること。

3 いたずらに
結果の見通しも立てず事を行うさま。むやみに。「徒に一生を送る」。

4 うろん
疑わしく怪しいこと。あやふやなこと。勝手気ままなさま。

5 いらか
家の上棟《うわむね》。棟瓦。屋根瓦。また、その瓦葺きの屋根。

6 おこし
もち米や粟を蒸し、乾かしてから炒《い》って、水飴や砂糖で固めた菓子。

7 かたどる
物の形を写し取る。ある形に似せて作る。また、形象化して表す。

8 しゃっくり
横隔膜の痙攣で、吸気時に突然変な音声が出る状態。きつぎゃく。

9 そんきょ
相撲などで、つま先立ちで深く腰を下ろし膝を開く姿勢。

10 しゃくじょう
僧や修験者が持つ杖。突くと頭部の金属の輪が鳴る。さくじょう。

11 いこう
室内で着物などを掛けておく家具。えこう。

12 ちんじゅ
長生きすること。長寿。特に、人の長寿を祝っていう語。

13 めしべ
種子植物の花の中心にある雌性の生殖器官。しずい。

14 じゅんち
慣れさせること。なじませること。徐々にある状態になること。

15 かすがい
材木同士をつなぐ大釘。人と人をつなぎ止めるもの。「子は鎹」。

16 げあんご
夏の3か月間、僧が1か所にこもって修行すること。夏行《げぎょう》。

問題11

超難読漢字です。読みを答えてください。

1 慟哭

2 莫蓙

3 囃子

4 軋轢

5 解傭

6 千仞

7 咫尺

8 飛礫

9 顧眄

10 器皿

11 佚遊

12 恐懼

13 簷滴

14 靉靆

15 袂別

16 闖入

1 どうこく
悲しみのあまり、声を上げて泣くこと。「親友の死に慟哭する」。

2 ござ
いぐさの茎で編んだ敷物。ござむしろ。

3 はやし
能楽・歌舞伎など各種芸能で、拍子をとって演奏すること。

4 あつれき
仲が悪くなること。不和。葛藤。「軋轢を生ずる」。

5 かいよう
雇い主が使用人に暇を出すこと。解雇。

6 せんじん
山が非常に高いこと。谷や海が非常に深いこと。「千仞の谷」。

7 しせき
距離がきわめて近いこと。また、貴人に接近すること。

8 つぶて
投げつける小石。また、投げつける小さな物。「紙飛礫」。

9 こべん
振り返って見ること。辺りを見ること。こめん。

10 きべい
食べ物を盛る器のこと。皿や小鉢の類。「料理を器皿に盛る」。

11 いつゆう
気ままに好きなことをして、日を過ごすこと。

12 きょうく
恐れ、かしこまること。候文の手紙の末尾に用いる語。

13 えんてき
軒から落ちる雨だれのこと。「簷滴の声」。

14 あいたい
雲や霞がたなびくさま。また、陰気なさま。ほの暗いさま。

15 べいべつ
袂を分かつこと。人と別れること。決別すること。

16 ちんにゅう
突然、無断で入り込むこと。「見知らぬ男が闖入した」。

問題12

超難読漢字です。読みを答えてください。

1 斂葬

2 縹色

3 頤使

4 圏套

5 馥郁

6 涵養

7 塵埃

8 捍格

9 聯想

10 乖離

11 藹藹

12 兌換

13 睥睨

14 瞞着

15 匍匐

16 婀娜

1 **れんそう**
死者を墓穴などに埋めて葬ること。「斂葬の儀」。

2 **はなだいろ**
色名の一つ、薄い藍色。花田色。ひょうしき。

3 **いし**
あごで指図して思いのままに人を使うこと。「頤使に甘んずる」。

4 **けんとう**
鳥や獣を捕らえるわな。また、なわばりのうち。勢力範囲。

5 **ふくいく**
よい香りがただよっているさま。「馥郁たる香り」。

6 **かんよう**
水が自然に染み込むように、少しずつ養い育てること。

7 **じんあい**
ちりやほこり。ごみ。あくた。「塵埃にまみれる」。

8 **かんかく**
互いに相手を受け入れないこと。

9 **れんそう**
ある事柄から、関連のある事柄を思い浮かべること。連想。

10 **かいり**
背き離れること。離ればなれになること。「人心が乖離する」。

11 **あいあい**
和やかなさま。穏やかなさま。また、草木がこんもりと茂るさま。

12 **だかん**
引き換えること。特に、紙幣を正貨と引き換えること。

13 **へいげい**
にらみつけて威圧すること。また、横目でじろりと見ること。

14 **まんちゃく**
だますこと。ごまかすこと。「世間を瞞着する」。

15 **ほふく**
腹ばいになって、手と足ではうこと。「匍匐前進」。

16 **あだ**
女性の色っぽくなまめかしいさま。美しくたおやかなさま。

『ど忘れ解消トレーニング 漢字』自己採点表

名前	
	/921点

1問1点、合計921点満点で計算しましょう。

※点数表はコピーしておくと便利です。チャレンジの度に新たな結果を記入して、成績アップを目指しましょう。

第1章 大人なら知ってて当然の常識問題編

問題1	問題2	問題3	問題4	問題5	問題6	問題7	問題8	問題9	合計
/16	/16	/16	/16	/16	/16	/16	/16	/16	/144

第2章 思い出せそうで思い出せない漢字編

問題1	問題2	問題3	問題4	問題5	問題6	問題7	問題8	問題9	問題10	問題11	合計
/16	/16	/16	/16	/16	/16	/16	/16	/16	/16	/16	/176

第3章 覚えると教養が身につく漢字編

問題1	問題2	問題3	問題4	問題5	問題6	問題7	問題8	問題9	問題10	問題11	問題12	合計
/9	/9	/9	/9	/9	/8	/8	/8	/8	/8	/16	/16	/117

第4章 楽しみながら解ける漢字パズル編

問題1	問題2	問題3	問題4	問題5	問題6	問題7	問題8	問題9	問題10	合計
/9	/9	/12	/12	/8	/8	/9	/9	/8	/8	/92

第5章 使うのに読めない書けない漢字編

問題1	問題2	問題3	問題4	問題5	問題6	問題7	問題8	問題9	問題10	問題11	問題12	問題13	問題14	合計
/16	/16	/16	/16	/16	/16	/16	/16	/16	/16	/16	/8	/8	/8	/200

第6章 手強いけど覚えたくなる難漢字編

問題1	問題2	問題3	問題4	問題5	問題6	問題7	問題8	問題9	問題10	問題11	問題12	合計
/16	/16	/16	/16	/16	/16	/16	/16	/16	/16	/16	/16	/192

漢字実力診断表

A級	B級	C級	D級	E級
730点以上 みんなが認める漢字の王様	**550**点以上 気品感じる漢字のプロフェッショナル	**460**点以上 街で噂の漢字の研究家	**360**点以上 がんばっている途中の漢字チャレンジャー	**270**点以下 まだまだこれからの漢字初心者

表紙デザイン／山口 勉
本文デザイン／髙橋夏子（明昌堂）

校正／遠峰理恵子・河野洋子
編集／『漢字塾』編集部（末永瑛美）

もの忘れ・認知症を防ぐ
ど忘れ解消トレーニング　漢字

発行日　2017年2月10日　初版第1刷発行
　　　　2022年12月20日　第2刷発行

発行者　竹間 勉
発　行　株式会社世界文化ブックス
発行・発売　株式会社世界文化社
〒102-8195
東京都千代田区九段北4-2-29
電話 03(3262)5125(編集部)
　　 03(3262)5115(販売部)
印刷・製本　大日本印刷株式会社

ISBN 978-4-418-17201-6